面向人民健康
提升健康素养

相约健康百科丛书

面向人民健康
提升健康素养

相约健康百科丛书

心理健康系列

理解关爱成年

主审 陆林

主编 王刚

人民卫生出版社

·北京·

本书编委会

主　　审　陆　林

主　　编　王　刚

副 主 编　钱　明　石　川　刘　竞

编　　者　（按姓氏笔画排序）

王　刚	首都医科大学附属北京安定医院
王雪梅	首都医科大学附属北京安贞医院
石　川	北京大学第六医院
龙　迪	中国科学院心理研究所
龙　鲸	天津市安定医院
史晓宁	首都医科大学附属北京安定医院
刘　竞	首都医科大学附属北京安定医院
苏　虹	首都医科大学附属北京安定医院
苏朝霞	海南省平山医院　海南医科大学
杨小波	西安交通大学第一附属医院
沙　莎	首都医科大学附属北京安定医院
迟　勇	首都医科大学附属北京安定医院
张　岚	四川大学华西医院
张云淑	河北省精神卫生中心
苑成梅	上海市精神卫生中心
林涌超	福州市第二总医院神经精神病防治院
赵久波	南方医科大学
钱　英	北京大学第六医院
钱　明	天津医科大学
梁光明	辽宁省沈阳市精神卫生中心
蒋忠亮	云南省心理卫生中心
童永胜	北京回龙观医院
谭立文	中南大学湘雅二医院

学术秘书　苏　虹　首都医科大学附属北京安定医院

陈竺院士

说健康

相约健康百科丛书

总　序

人民健康是现代化最重要的指标之一，也是人民幸福生活的基础。党的二十大报告明确到 2035 年建成健康中国。社会各界，尤其是全国医疗卫生工作者，要坚持以人民为中心的发展思想，把保障人民健康放在优先发展的战略位置，加快推进健康中国建设，全方位全周期保障人民健康，为实现“两个一百年”奋斗目标、实现中华民族伟大复兴的中国梦打下坚实的健康基础，为共建人类卫生健康共同体作出应有的贡献。

为助力健康中国建设，提升人民健康素养，人民卫生出版社（以下简称“人卫社”）联合相关学（协）会、平台、媒体共同策划，整合各方优势、创新传播途径，打造高质量的纸数融合立体化传播健康知识普及出版物《相约健康百科丛书》（以下简称“丛书”）。丛书通过图书、新媒体、互联网平台等全媒体，努力为人民群众提供全生命周期的健康知识服务。在深入了解丛书的策划方案、组织管理和工作安排后，我欣然接受了邀请，担任丛书专家指导委员会主任委员，主要基于以下考虑。

建设健康中国，人人享有健康。党的十八大以来，以习近平同志为核心的党中央一直高度重视、持续推动健康中国建设。2016 年党中央、国务院印发的《“健康中国 2030”规划纲要》指出，推进健康中国建设，是全面建成小康社会、基本实现社会主义现代化的重要基础，是全面提升中华民族健康素质、实现人民健康与经济社会协调发展的国家战略。健康中国的主题是“共建共享、全民健康”，共建共享是基本路径，全民健康是根本目的。人人参与、人人尽力、人人享有，实现全民健康，需要全社会共同努力。党的二十大对新时代新征程上推进健康中国建设作出新的战略部署，赋予了新的任务使命，提出“把保障人民健康放在优先发展的战略位置，完善人民健康促进政策”。丛书建设抓住了健康中国建设的核心要义。

提升健康素养，需要终身学习。健康素养是人的一种能力：它能够帮助个人获取和理解基本的健康信息和服务，并能运用其作出正确的判断和决定，以维持并促进自己的健康。2008 年 1 月，卫生部发布《中国公民健康素养——基本知识与技能（试行）》，首次以政府文件的形式界定了居民健康素养，我很高兴签发了这份文件。此后，我持续关注该工作的进展和成效。经过多年的不懈努力，我国健康素养促进工作蓬勃发展，居民健康素养水平从 2009 年的 6.48% 上升至 2021 年的 25.4%，人民健康状况和基本医疗卫生服务的公平性、可及性持续改善，主要健康指标居于中高收入国家前列，为以中国式现代化全面推进中华民族伟大复兴奠定了坚实的健康基础。健康素养需要持续地学习和养成，丛书正是致力于此。

健康第一责任人，是我们自己。2019 年 12 月，十三届全国人大常委会第十五次会议通过了《中华人民共和国基本医疗卫生与健康促进法》，该法第六十九条提出“公民是自己健康的第一责任人，树立和践行对自己健康负责的健康管理理念，主动学习健康知识，提高健康素养，加强健康管理。倡导家庭成员相互关爱，形成符合自身和家庭特点的健康生活方式。”从国家法律到健康中国战略，都强调每个人是自己健康的第一责任人。只有人人都具备了良好的健康素养，成为自己健康的第一责任人，健康中国才有了最坚实的基础。丛书始终秉持了这一理念，能够切实帮助读者承担起自己的健康责任。

接受丛书编著邀请后，我多次听取了丛书工作委员会和人卫社的汇报，提出了一些建议，并录制了“院士说健康”视频。我很高兴能以此项工作为依托，为人民健康多做些有意义的工作。丛书工作委员会和人卫社的同仁们一致认为，这件事做好了，对提高国民特别是青少年健康素养意义重大！

2022 年 11 月，在丛书启动会议上，我提出丛书建设要做到心系于民、科学严谨、质量第一、无私奉献四点希望。2023 年 9 月，丛书“健康一生系列”正式出版！丛书建设者们高度负责、团结协作，严谨、创新、务实地推进丛书建设，让我对丛书即将发挥的作用充满了信心，也对健康科普工作有了更多的思考。

一是健康科普工作需把社会责任放在首位。丛书为做好顶层设计，邀请一批院士担任专家指导委员会的成员。院士们的本职工作非常繁忙，但他们仍以极高的热情投入丛书建设中，指导把关、录制视频，担任健康代言人，身体力行地参与健康科普工作。全国广大医务工作者也要积极行动起来，把社会责任放在首位，践行习近平总书记提出的“科技创新、科学普及是实现创新发展的两翼”之工作要求，把健康科学普及放在与医药科技创新同等重要的位置，防治并重，守护人民健康。

二是健康科普工作应始终心系于民。健康科普需要找准人民群众普遍关心的健康问题，有针对性地开展工作，方能事半功倍。丛书每一个系列都将开展健康问题征集活动，“健康一生系列”收集了两万余个来自大众的健康问题，说明人民群众的健康需求是旺盛的，对专家解答是企盼的。丛书组织专家对这些问题进行了认真的整理、分析和解答，并在正式出版前后组织群众试读活动，以不断改进工作，提升质量，满足人民健康需求，这些都是服务于民的重要体现。丛书更是积极尝试应用新技术新方法，为科普传播模式创新赋能，强化场景化应用，努力探索克服健康科普“知易行难”这个最大的难题。

三是健康科普工作须坚持高质量原则。高质量发展是中国式现代化的本质要求之一。健康科普工作事关人民健康，须遵从“人民至上、生命至上”的理念，把质量放在最重要的位置，以人民群众喜闻乐见的方式，传递科学的、权威的、通俗易懂的健康知识，要在健康科普工作中塑造尊重科学、学习科学、践行科学之风，让“伪科学”“健康谣言”“假专家”无处遁形。丛书工作委员会、各编委会坚持了这一原则，将质量要求落实到每一个环节。

四是健康科普工作要注重创新。不同的时代，健康需求发生着变化，健康科普方式也应与时俱进，才能做到精准、有效。丛书建设模式创新也是耳目一新，比如立足不同的应用场景，面向未来健康需求的无限可能，设计了“1+N”的丛书系列开放体系，成熟一个系列就开发一个；充分发挥专业学（协）会和权威专家作用，对每个系列的分册构建进行充分研讨，提出要从健康科普“读者视角”着眼，构建具有中国特色的国民健康知识体系；精心设计各分册内容结构和具有中华民族特色的系列 IP 形象；针对人民接受健康知识的主要渠道从纸媒向互联网转移的特点，设计纸数融合图书与在线健康知识问答库结合，文字、图片、视频、动画等联动的全媒体传播模式，全方位、全媒体、全生命周期服务人民健康等。

五是健康科普工作需要高水平人才队伍。人才是所有事业的第一资源。丛书除自身的出版传播外，着眼于健康中国建设大局，建立编写团队组建、遴选与培养的系列流程，开展了编写过程和团队建设研究，组建来自全国，老、中、青结合的高水平编者团队，且每个分册都通过编写过程的管理努力提升作者的健康科普能力。这项工作非常有意义。希望未来，越来越多的卫生健康工作者能以高度的社会责任感、职业使命感，以无私奉献的精神参与到健康科普工作中，以更多更好的健康科普精品，服务人民健康。

衷心希望，通过驰而不息的建设，丛书能让健康中国、健康素养、健康第一责任人的理念深入人心，并转化为建设健康中国的重要动力，成为国民追求和促进健康的重要支撑。

衷心希望，能以大型健康科普精品丛书为依托，培养一支高水平的健康科普作者队伍，增强文化自信的建设力量，从而更好地为中华民族现代文明贡献健康力量。

衷心希望，读者朋友们积极行动起来，认真汲取《相约健康百科丛书》中的健康知识，把它们运用到自己的生活里，让自己更健康，也为健康中国建设作出每个公民的贡献！

中国红十字会会长

中国科学院院士

丛书专家指导委员会主任委员

2023 年 7 月

相约健康百科丛书

出版说明

健康是幸福生活最重要的指标，健康是 1，其他是后面的 0，没有 1，再多的 0 也没有意义。提升健康素养，是提高全民健康水平最根本、最经济、最有效的措施之一。党的二十大报告要求，加强国家科普能力建设，深化全民阅读活动。习近平总书记指出，科技创新、科学普及是实现创新发展的两翼，要把科学普及放在与科技创新同等重要的位置。在这一重要指示精神的指引下，人民卫生出版社（以下简称“人卫社”）努力探索让科学普及这“一翼”变得与科技创新同样强大，进而助力创新型国家建设。经过深入调研，团结广大医学科学家、健康传播专家、学（协）会、媒体、平台，共同策划出版《相约健康百科丛书》（以下简称“丛书”）。

为了帮助读者更好地了解和使用丛书，特将出版相关情况说明如下。

一、丛书建设目标

丛书努力实现五个建设目标，即：高质量出版健康科普精品，培养优秀的健康科普团队，创新数字赋能传播模式，打造知识共建共享平台，最终提升国民健康素养，服务健康中国行动落实和中华民族现代文明建设。

二、丛书体系构建

1. 丛书各系列分册设计遵从人民至上的理念，突出读者健康需求和视角。各系列的分册设计经过多轮专家论证、读者健康需求调研，形成从读者需求入手进行分册设计的共识，更好地与读者形成共鸣，让读者愿意读、喜欢读，并能转化为自身健康生活方式和行为。

比如，丛书第一个系列“健康一生系列”，既不按医学学科分类，也不按人体系统分类，更不按病种分类，而是围绕每个人在日常生活中会遇到的健康相关问题和挑战分类。这个系列分别针对健康理念养成，到人生面临的生、老、病问题，再到每天一睁眼要面对的食、动、睡问题，最后到更高层次的养、乐、美问题，共设立 10 个分册，分别是《健康每一天》《健康始于孕育》《守护老年健康》《对疾病说不》《饮食的健康密码》《运动的健康密码》《睡眠的健康密码》《中医养生智慧》《快乐的健康密码》和《美丽的健康密码》。

2. 丛书努力构建从健康知识普及到健康行为指导的全生命周期全媒体的健康知识服务体系。依靠权威学（协）会和专家的反复多次研究论证，从读者的健康需求出发，丛书构建了“1+N”系列开放体系，即以“健康一生系列”为“1”；以不同人群、不同场景的不同健康需求或面临的挑战为“N”，成熟一个系列就开发一个系列。“主动健康系列”“应急急救系列”“就医问药系列”“康养康复系列”“肿瘤防治系列”“心理健康系列”“口腔健康系列”“健康体检系列”在“十四五”期间陆续启动和出版。

3. 丛书建设有力贯彻落实“两翼论”精神，推动健康科普高质量创新发展。丛书除自身的出版传播外，还建立编写团队组建、遴选与培养的系列流程，开展了编写过程和团队建设研究，组建来自全国，老、中、青结合的高水平编者团队，并通过编写过程的管理努力提升作者的健康科普能力。丛书建设部分相关内容还努力申报了国家“十四五”主动健康和人口老龄化科技应对重点专项；以“《相约健康百科丛书》策划出版为基础探索全方位、立体化大众科普类图书出版新模式”为题，成功获得人卫研究院创新发展研究项目支持。

三、丛书创新特色

1. 体现科学性、权威性、严谨性。为做好丛书的顶层设计、项目实施和编写出版工作，保障科学性，成立丛书专家指导委员会、工作委员会和各分册编委会。

第十二届、十三届全国人大常委会副委员长，中国红十字会会长陈竺院士担任丛书专家指导委员会主任委员，国家卫生健康委员会副主任李斌、中国计划生育协会常务副会长于学军、中华预防医学会名誉会长王陇德院士、中国健康促进基金会创会理事长白书忠等担任副主任委员，三十余位院士应邀担任委员。专家们积极做好丛书顶层设计、指导把关工作，录制“院士说健康”视频，审阅书稿，甚至承担具体编写工作……他们率先垂范，以极高的社会责任感投入健康科普工作，为全国医务工作者参与健康科普工作树立了榜样。

人民卫生出版社、中国健康促进基金会、中国计划生育协会、中华预防医学会、中国科普研究所、全国科学技术名词审定委员会、健康报社、新华网客户端《新华大健康》等机构负责健康科普工作的领导和专家组成了丛书工作委员会，并成立了丛书工作组，形成每周例会、专题会、组建专班等工作机制，确保丛书建设的严谨性和高质量推进。

各系列各分册编委会均由相关学（协）会、医学院校、研究机构等领域具有卓越影响力的专家组成。专家们面对公众健康需求迫切，但优秀科普作品供给不足、科普内容良莠不齐的局面，均以极大的热忱投入丛书建设与编写工作中，召开编写会、审稿会、定稿会等各类会议，对架构反复研究，对内容精益求精，对表达字斟句酌，为丛书的科学性、权威性和严谨性提供了可靠保证。

2. 彰显时代性、人民性、创新性。习近平总书记在文化传承发展座谈会上发表重要讲话，强调“在新的起点上继续推动文化繁荣、建设文化强国、建设中华民族现代文明，是我们在新时代新的文化使命”。丛书以“同中国具体实际相结合、同中华优秀传统文化相结合”理念为指导，彰显时代性、人民性、创新性。

丛书高度重视调查研究工作，各个系列都会开展面向全社会的问题征集活动，并将征集到的问题融入各个分册。此外，在正式出版前后都专门开展试读工作，以了解读者的真实感受，不断调整、优化工作思路和方法，实现内容“来自人民，根植人民，服务人民”。

在丛书整体设计和 IP 形象设计中，力求用中国元素讲好中国健康科普故事。丛书在全程管理方面始终坚持创新，在书稿撰写阶段，即采用人卫投审稿平台数字化编写方式，从源头实现“纸数融合”。在图书编写过程中，同步建设在线知识问答库。在图书出版后，实现纸媒、电子书、音频、视频同步传播，为不同人群的不同健康需求提供全媒体健康知识服务。

3. 突显全媒性、场景性、互动性。丛书采取纸电同步方式出版，读者可通过数字终端设备，如电脑、手机等进行阅读或“听书”；同时推出配套数字平台服务，读者可通过图书配套数字平台搜索健康知识，平台将通过文字、语音、直播等形式与读者互动。此外，丛书通过对内容的数字化、结构化、标引化，建立与健康场景化语词的映射关系，构建场景化知识图谱，利用人们接触的各类健康数字产品，精准地将健康知识推送至需求者的即时应用现场，努力探索克服健康科普“知易行难”这个最大的难题。

四、丛书的读者对象、内容设计和使用方法

参照《中国公民健康素养66条》锁定的目标人群，丛书读者对象定为接受九年义务教育及具备以上文化水平的人群，采用问答形式编写，重点选择大众日常生活中“应知道”“想知道”“不知道”和“怎么办”的问题。丛书重在解决“怎么办”，突出可操作性，架起大众对“预防为主”和“一般健康问题”从“为什么”到“怎么办”的桥梁，助力从“以治病为中心”向“以健康为中心”转变。

丛书是一套适合普通家庭阅读、查阅和收藏的健康科普书，覆盖日常生活中会遇到的常见健康问题。日常阅读，可以有效提升健康素养；遇到健康问题时查阅对应内容，可以达到答疑解惑、排忧解难的目的。此外，丛书还配有丰富的富媒体资源，扫码观看视频即可接收来自专家针对具体健康问题的进一步讲解。

《庄子·内篇·养生主》提醒我们：“吾生也有涯，而知也无涯，以有涯随无涯，殆已！”如何有效地让无穷的医学知识转化为有限的健康素养，远远不止“授人以渔”这么简单，这需要以大型健康科普精品出版物为依托，培养一支高水平的健康科普作者队伍；需要积极推进相关领域教育、科技、人才三位一体发展，大力弘扬科学精神和科学家精神；还需要社会各界积极融健康入万策，并在此基础上努力建设健康科学文化，增强文化自信的建设力量，从而更好地为中华民族现代文明建设贡献健康力量。

衷心感谢丛书建设者们和读者们的大力支持，让我们共同努力，为健康中国建设和中华民族现代文明建设作出力所能及的贡献。

丛书工作委员会

2023年7月

前 言

“这是最好的时代，也是最坏的时代”，狄更斯在《双城记》中写下的这句话恰似一面镜子，映照出当代成年人内心矛盾的精神图景。当前，我们享受着前所未有的物质丰富与信息自由，却又被焦虑、孤独与意义感的崩塌所围困；我们渴望在竞争中证明价值，却又在“躺平”与“内卷”的冲突中撕扯；我们比以往任何一代人都更关注内心世界，却在自我剖析的旋涡里陷入更深的困惑与迷茫。

作为深耕精神心理领域的工作者，我们目睹了太多人在时代洪流中的挣扎：初入职场的年轻人手捧光鲜的履历，却在深夜反复思考“人活着的意义是什么”；中年人身披“成功者”的外壳，却在家庭与事业的夹缝中压力重重；退休者终于卸下工作的重担，却在失去社会角色后陷入对衰老与死亡的恐惧中……这些故事背后，藏着同一个真相：我们从未像今天这样迫切地需要“理解关爱”，却又如此笨拙地对待自己的身心，不知道如何善待与关爱自己。

本书的写作，源于临床工作中对无数处于心灵困境的个体的观察与思考，源于对这份时代症候的回应。本书不提供速效的“心灵鸡汤”，也不贩卖空洞的乐观主义，而是试图以科学为锚点，以共情为桥梁，直面成年人各阶段的典型困境——从职场倦怠到婚育焦虑，从原生家庭创伤到亲密关系博弈，从抑郁的黑洞到成瘾的漩涡。书中对每个问题的探讨，都基于真实的临床案例与前沿精神心理领域的研究；每一页的思考，都指向同一个核心：在充满不确定性的世界里，我们如何构建内在的秩序与韧性。作为聚焦心理健康的实用指导，本书不以晦涩的理论堆砌知识，而是尝试用最贴近生活的视角，探索成年人的世界里基于四个维度的成长路径。

第一章关怀自我，“好好吃饭”“好好睡觉”被当代人戏谑为最奢侈的自律，但很少有人意识到，肠道菌群的失衡可能是情绪崩溃的推手，失眠的背后往往存在未被处理的焦虑与抑郁。从职场新人的迷茫到中年危机的困顿，从退休焦虑到死亡恐惧，我们首先需要学会与生命不同阶段的困惑和平共处。本章将带你重新审视情绪的价值、心态的塑造，在这里，你将找到安放身心的锚。

第二章润养关系，为什么我们越渴望被爱，越容易陷入控制与疏离？为什么亲子间的“牺牲式付出”反而催生出怨恨？关系的质量，决定着人生的温度。无论是原生家庭的烙印、亲密关系的拉扯，还是职场中人际的微妙平衡，我们终将发现：健康的关系不需要牺牲自我，而是需要清晰的边界与智慧的经营。本章将带你穿透“原生家庭决定论”的迷雾，破解“边界感缺失”的困局，更将直面那些被主流叙事回避的尖锐议题。不婚不育真的是对人生的背叛吗？离异家庭的孩子注定与幸福绝缘吗？答案或许比想象中更自由。

第三章我的精神心理之旅，当抑郁化作吞噬活力的黑狗，当焦虑演变为躯体的疼痛，当强迫成为困住生命的牢笼……本章以科学视角解读精神心理问题的本质，破除“矫情”“脆弱”的污名化认知。你将理解不停刷短视频为何会演变为成瘾行为，躯体不适为什么可能是心灵发出的警报，更将获得应对这些挑战的实用策略。在这里，痛苦不再是脆弱的标签，而是成长改变的某种前奏。

第四章疗愈转化，从正念呼吸的微观修行，到心理咨询与治疗的深度对话，从艺术治疗的创造性表达，到精神药物的精准干预。疗愈从来不是非此即彼的单选题，我们身边一直都存在多元化的疗愈地图。我们探讨“AI 心理机器人”的辅助价值，也坦诚分析药物治疗的利弊取舍，最终指向同一个真理：真正的治愈，始于对自我需求的看见与接纳。

心理健康不是永远阳光普照的乌托邦，而是学会在风雨中修葺内心的屋檐。本书无法许诺永恒的平静，但它愿做一把钥匙，助你打开自我觉察的封印。本书或许不能给你所有问题的标准答案，但它愿做一盏灯，照亮你觉察、接纳与改变的勇气。那些脆弱、迷茫与挣扎，从来不是人生的瑕疵，而是生命向更完整处生长的裂痕。

愿本书成为你心灵的镜子，照见那个本自具足、从容平和的自己。

王　刚

2025 年 4 月

心理健康系列

目录

第一章 关怀自我

一 聊聊人生发展 2

1. 为什么我躺也躺不平，卷也卷不动 3
2. 不婚不育能“保平安”吗 5
3. 人到中年，身不由己，如何关照自己 8
4. 为什么我如此恐惧退休 10
5. 退休生活，如何正确打开 12
6. 独守空巢，如何让自己不“空心” 14
7. 为什么我开始害怕死亡 17

二 整理我的情绪 19

8. 为什么我内心深处总感到自卑 20
9. 恐惧怎样能转化为勇气 21
10. 如何与敏感的自己相处 23
11. 情绪可以通过回避和压抑来处理吗 25
12. 感受到自己“情绪的过山车”是怎么了 27
13. 情绪在传递什么信号 29
14. 如何能与情绪和解 31

三 看看我的心态 33

15. 为什么我总是在意得失 34
16. 如何能知足常乐 36
17. 如何能放下执念 38
18. 如何能时刻保持不忘初心 39
19. 如何找回丧失的意志 41
20. 为什么我一直追求完美却总感觉自己不完美 43
21. 为什么我很容易感受到别人对我的拒绝和否认 45
22. 如何让自己远离精神内耗 47

四 好好吃饭 50

23. 吃好饭才能保持心理健康 51
24. 肠道藏着心理的什么秘密 52
25. 如何判断吃饭异常 55
26. 为什么心情不好就想暴饮暴食 57
27. 为什么体重已经很轻了，但仍然感觉自己很胖 59
28. 进食障碍会危及生命吗 61
29. 厌食与暴食行为背后的心理变化是什么 63
30. 工作这么忙，如何做才能健康减重 64

五 好好睡觉 67

31. 每晚睡多少才算睡够了 68

32. 如果总是昼夜颠倒该怎么办 69
33. 如何建立良好的睡眠习惯 72
34. 失眠是精神心理问题的征兆吗 74
35. 平时熬夜，周末补觉能补回来吗 76
36. 那些沾枕头就睡的人，做对了哪些事 78
37. 总是做特别焦虑的梦该怎么办 80
38. 哪种性格的人容易失眠 82
39. 可以长期靠安眠药来改善睡眠吗 83

六 好好生活 86

40. 长期压力山大对身心健康有什么影响 87
41. 如何提高压力管理能力 89
42. 遇到重大困难或挑战时，如何进行压力管理 91
43. 现在环境如此内卷，如何找到自己内在的松弛感 93
44. 如何提高自己的心理韧性 95
45. 怎样培养乐观的心态 97
46. 如何治愈我的“拖延症” 99

第二章 润养关系

一 人际关系的酸甜 102

1. 什么是有效沟通 103

2. 为什么我是个“滥好人”，不敢拒绝别人 105
3. 为什么我害怕社交 107
4. 为什么我总是交不到知心朋友 109
5. 为什么我总觉得别人在背后议论自己 111
6. 怎样与别人保持边界感与分寸感 112

二 超越原生家庭 115

7. 家庭如何影响人的一生 116
8. 3 岁看大，7 岁看老，是真的吗 118
9. 为什么我总是摆脱不掉童年经历的阴影 120
10. 我的困惑都来源于原生家庭吗 121
11. 如何与原生家庭保持有距离的亲密 123
12. 如何处理父母去世的悲伤 124
13. 如何从父母手中拿回人生的主导权 126
14. 离异家庭长大的孩子会受什么影响 127

三 亲密关系的成长 130

15. “恐婚”的年轻人，到底在怕什么 131
16. 为什么理解爱人那么难 132
17. 为什么我希望伴侣随时陪伴我 134
18. 为什么我总是担心被抛弃 136
19. 为什么没有一段关系让我感到安全 138
20. 亲密关系分手后，怎样走出来 140
21. 夫妻关系和亲子关系哪个更重要 143
22. 如何与伴侣之间的性关系更和谐 145

23. 如何处理好婆媳关系 147

四 亲子关系的边界 150

24. 为什么我总是担心肚子里的宝宝是否健康 151
25. 为什么生完宝宝自己却更加失落了 153
26. 我对孩子付出了全部的爱，为什么 TA 仍然感觉不被理解 157
27. 忙碌爸爸，如何让孩子感受到父爱与支持 159
28. 如何与青春叛逆的孩子和谐相处 162
29. 多子女家庭的父母如何平衡子女的养育 164
30. 当孩子有精神心理问题，我该怎么办 166
31. 父母离异一定会影响孩子的心理健康吗 168

五 破局职场之路 171

32. 刚刚入职，心理压力很大怎么办 172
33. 我该如何面对职业选择的迷茫 174
34. 嫉妒同事是正常的吗 176
35. 如何平衡家庭责任与个人职业发展 178
36. 被领导训斥后，我该怎么平息自己 180
37. 如何在工作生活快节奏中找到“松弛感” 182
38. 工作不快乐，我该辞职吗 184

第三章 我的精神心理之旅

一 像只黑狗的抑郁 188

1. 最近心情很坏，我抑郁了吗 189
2. 哪些人更容易患抑郁症 190
3. 我产后是抑郁了吗 192
4. 患抑郁症是不是因为心眼小、太矫情 194
5. 为什么我总觉得自己一无是处 196
6. 抑郁后大脑神经会发生变化吗 198
7. 抑郁症会遗传给下一代吗 200
8. 家人抑郁了怎么办 202

二 狂风火海般的焦虑 204

9. 焦虑对我们有益处吗 205
10. 有不焦虑的人吗 207
11. 为什么有的人日常生活中特别容易焦虑 208
12. 为什么我一坐飞机就特别焦虑 209
13. 为什么我一到重要社交场合发言就特别焦虑 211
14. 焦虑障碍患者的大脑发生了哪些变化 213
15. 日常生活中特别容易焦虑，我该如何调整自己 214

三　停不下来的强迫　217

16. 如何判断自己有强迫倾向　218
17. 如何摆脱感觉哪儿都“脏”的束缚　220
18. 为什么我总是反复检查和确认　222
19. 如何打破内心变不了的“仪式感”　224
20. 强迫的人内心经历着什么样的冲突　225
21. 为什么强迫总会带来焦虑和抑郁　227
22. 目前治疗强迫症最有效的方法是什么　229

四　被困住的躯体化　231

23. “心理警报”和“身体故障”有什么关系　232
24. 为什么我总感觉各种不适，到医院却查不出问题　234
25. 躯体化症状是如何产生的　236
26. 如何分辨“心理警报”和“身体故障”　237
27. 面对身体痛苦，我该怎么办　240
28. 如何治疗躯体化症状　241

五　漩涡样的成瘾　244

29. 为什么我刷短视频停不下来　245
30. 社交场合经常喝大酒，对身心健康有什么危害　247
31. 如何消除“酒瘾”　249
32. 成瘾和内心有什么关系　251

33. 为什么戒烟屡战屡败 253
34. 成瘾是一种病吗 255

第四章 疗愈转化

一 学会自助，正念生活 260

1. 为什么正念生活能够转化痛苦、疗愈伤痛 261
2. 如何在日常生活中利用呼吸与安坐培育正念能量 263
3. 如何在日常生活中利用行走培育正念能量 264
4. 如何在日常生活中利用进食培育正念能量 267
5. 如何转化愤怒情绪 269
6. 如何转化孤单疏离感 270
7. 如何让正念生活成为生活方式 273

二 寻求支持，找人帮助 275

8. 他人的建议真的能帮助我们吗 276
9. 为什么有人支持很重要 277
10. 为什么说出来就会心情舒畅 280
11. 运动对精神心理疾病的康复有什么作用 282
12. 和 AI 心理机器人聊天对心理治疗有帮助吗 284

三 心灵指导，照亮方向 286

13. 心理咨询和心理治疗一样吗 287
14. 如何找到可靠、适合自己的心理帮助者 289
15. 为什么心理咨询要每周固定见面 290
16. 心理咨询是否只是聊天，没有实际作用 292
17. 孩子出问题，家长为什么要参与 295
18. 艺术活动能治疗心理疾病吗 297
19. 心理咨询是否只针对心理疾病患者 299
20. 心理咨询内容会被泄露吗 300
21. 能否自己解决心理问题 302

四 寻医问药，专业治疗 305

22. 精神类药物会成瘾吗 306
23. 抗抑郁药物治疗需要多长时间 307
24. 精神类药物有哪些副作用 309
25. 可以自己买药治疗心理问题吗 311
26. 精神类药物可以自行停药吗 313
27. 物理治疗的原理是什么 315
28. 哪些精神疾病适合进行物理治疗 316
29. 改良电休克治疗会把人“电傻”吗 318

第一章

关怀自我

聊聊
人生发展

1. 为什么我躺也**躺不平**，卷也**卷不动**

关键词

躺卷困境　社会压力　平衡

凌晨 1 点刷手机，眼皮在打架，大脑却在循环播放工作群消息；周末明明没事却心跳加速，总感觉忘了什么工作……恭喜你，进入了 21 世纪新型生存模式——人体待机状态！

专家说

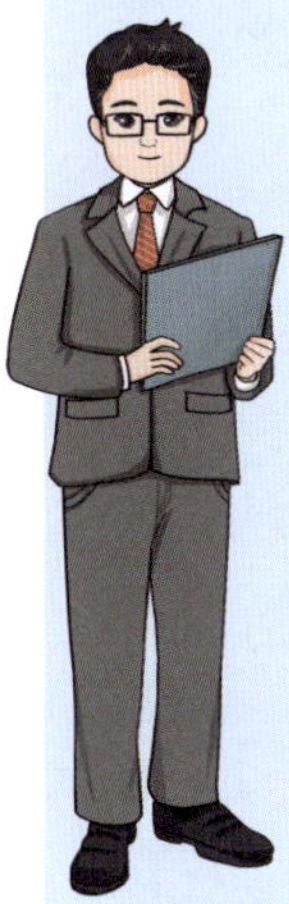

让我们一起来解析一下，造成“躺卷困境”的三重暴击。

（1）第一重：社会牌榨汁机

当“35 岁门槛”遇上“人均 985”的招聘要求，年轻人就像被丢进高速运转的榨汁机。更可怕的是社交媒体制造的“成功幻觉”，朋友圈里不是入职的喜讯就是博士入学被录取，连小区遛狗大妈都在讨论区块链。这种集体性焦虑催生出独特的职场数学：加班时长 = 敬业度，朋友圈晒工牌 = 职业前景，休假天数 = 可替代指数。

心理学研究显示，长期（3 个月以上）暴露于他人成就信息，会导致个体焦虑水平显著提升。这就是为什么即便选择“躺平”，我们的大脑仍在反复思考工作中的各种烦心事。

（2）第二重：心理隐形监狱

很多人的脑子里住着个“24 小时监工”，举着这样的标语：休息 = 堕落，平凡 = 失败，求助 = 无能。这种自我 PUA 模式让人陷入诡异循环：加班到凌晨→效率低下→更焦虑→继续熬夜加班。就像穿着灌铅的鞋跑步，越努力越吃力。

心理学中的“跳水板效应”揭示：临近休息时刻，我们感受到的焦虑反而可能会增加。这就是周末反而心慌的真相——我们早已失去放松的本能。

（3）第三重：身体罢工预警

长期高压让身体变成惊弓之鸟：凌晨 3 点突然清醒（皮质醇紊乱），肩颈硬得像钢板（肌肉持续紧张），吃完外卖就反酸（胃肠道功能失调）。

神经科学研究发现，连续睡眠剥夺（每天 <6 小时）会导致前额叶相关功能（如工作记忆）下降 20%~30%，这正是我们变得情绪化、决策力下降的生理原因。更残酷的是，疲惫的大脑会产生“努力幻觉”：盯着 Excel 表发呆 2 小时≠有效工作，但身体已消耗等同于爬 20 层楼的能量。

因此，“躺不平，卷不动”并不是个体的失败，而是现代社会压力和焦虑的反映。我们需要逐渐找到放松与奋斗之间的平衡，从而改善身心状态，提升生活质量。与其在“躺”和“卷”之间拔河，不如给自己织一张吊床——能晃悠着前进的，才是人生平衡大师！

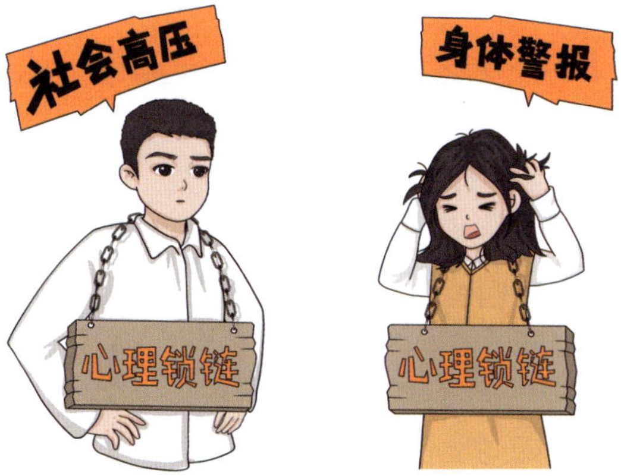

（石 川）

2. 不婚不育能“保平安”吗

近年来，“不婚不育”逐渐从边缘选择演变为显性社会现象。这种看似潇洒的人生策略是否真能兑换“平安”？这一问题并非简单的“是”或“否”，而是一个复杂的综合考量。

专家说

选择不婚不育确实能避免婚姻育儿的三重压力。

（1）情绪消费：避免婆媳战争、育儿焦虑等“情绪高利贷”。

（2）时间支出：省去家长会、接送上下学等“刚性时间税”。

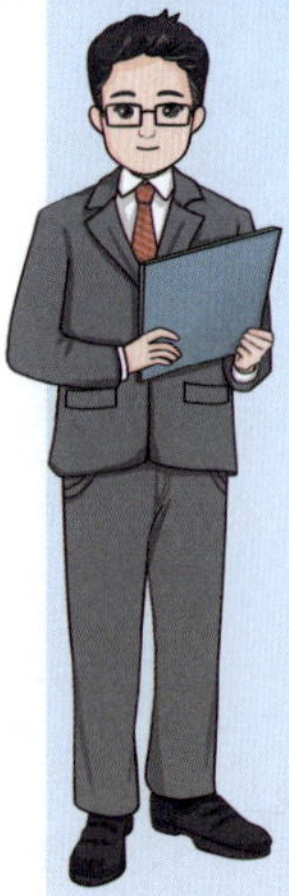

（3）**机会成本**：职场晋升不受产假、哺乳期等“进度条冻结”影响。

但是，当个体挣脱传统家庭结构获得“自由”时，也必须独自面对存在的“荒原”。

（1）**意义重负**：脱离婚姻叙事后需自主建构生命意义，如同没有剧场的即兴表演。

（2）**死亡焦虑**：缺乏代际联结导致存在感稀释，临终前更容易出现强烈的死亡焦虑。

因此，当代年轻人在婚育问题上似乎面临双重困境：婚育等于此刻的压力，不婚不育等于未来的孤独。

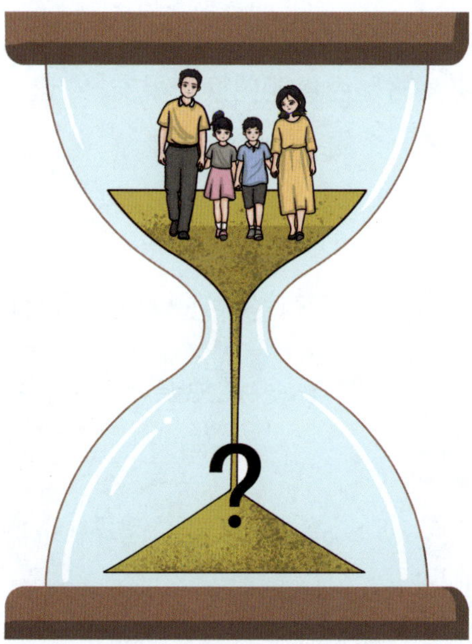

健康加油站

当人生模式从标准套餐升级为自定义系统，真正的“平安”不在于选择本身，而在于持续调适社会连接与自我需求的兼容性。如果你选择不婚不育，可以通过提前构建关系网来避免未来孤独。

（1）缓冲层：每月3小时“亲属接触限时体验”，轻量维系传统家庭关系。

（2）防火墙：建立3个以上“情感消防栓”，如密友、兴趣社群、宠物。

（3）备用电源：配置“商业保险+互助社群”双重应急系统，通过意定监护为未来医疗决策（如失去意识后是否抢救）指定负责人。

目前，为了鼓励生育，政府相关部门出台了一系列“生育友好”政策，例如增加普惠托育机构、为0~3岁婴幼儿家庭提供育儿补贴等。如果选择婚育，可以合理利用资源来积极应对婚姻和育儿的压力。

（1）学习人际沟通技巧，构建支持性家庭关系。

（2）合理安排时间，把“时间税”转化成“情感存款”。

（3）学习劳动保护法，维护自己作为劳动者的合法权益。

（石　川）

3. 人到中年，身不由己，如何关照自己

关键词

中年危机　人生转折点　自我照顾

中年是人生的一个重要转折点，往往伴随着工作压力、家庭责任、健康问题等多重挑战。此时，许多人感到自己仿佛处于“身不由己”的状态。如何关照自己，如何平衡工作、家庭与自我需求，成为许多人需要面对的课题。

专家说

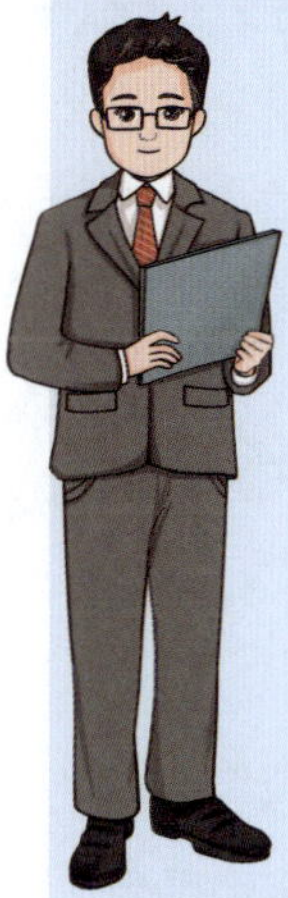

中年人可以通过以下方式关照自己。

（1）正视“中年危机”，接受变化：步入中年，很多人会体验到所谓的“中年危机”，感到事业发展受限，对未来产生迷茫，身体上的不适和疲惫感也会加剧。面对这些变化，首先要做的就是正视它们，接受变化，并从中寻找积极的意义。

（2）管理压力，学会放松：进入中年后，许多人面临工作和家庭双重压力。因此，学会有效管理压力变得尤为重要。学会设立合理的边界，不要过度承担工作与家庭的责任。在工作上，合理规划时间，避免无休止的加班和对自己的过高要求；在家庭中，也要学会与伴侣和孩子进行良好沟通，分担家务和育儿压力。定期休假或旅行也是有效的放松方式。

（3）保持身体健康：首先，保持规律的运动是最基本的健康管理方式。可以选择一些适合中年人的运动方式，如快走、游泳、瑜伽、太极等，这些运动能够改善身体柔韧性，提高肌肉力量，并且对关节的负担较小。其次，注重饮食健康，控制体重，避免因摄入高脂肪、高糖分的食物导致健康问题。定期体检也是中年人关注健康的重要措施，及早发现潜在的健康问题，及时采取干预措施。

（4）给自己一些“独处”的时间：在忙碌的工作和家庭生活中，很多中年人往往忽视了独处的时间。然而，独处对于自我关照至关重要。通过独处，我们可以反思自己的生活，厘清自己的目标和需求，缓解来自外部世界的压力。可以通过散步、阅读、写日记等方式，给自己一个安静的空间。独处并不意味着孤独，而是给予自己恢复和反思的机会。

中年是人生的一个关键阶段，既是挑战，也是机遇。在这个阶段，关照自己，保持身心健康，调整生活节奏，找到内心的平衡和新的目标，不仅能提升生活质量，还能帮助我们更好地应对人生的各种变化。

（石　川）

4. 为什么我如此

恐惧退休

关键词

退休 自由 焦虑

对于许多人来说，退休是一个令人期待的时刻：不用再为工作压力烦恼，可以享受自由的生活。然而，对于另一些人来说，退休却伴随着强烈的恐惧和焦虑感。

专家说

为什么一些人会如此害怕退休？背后的心理和社会因素是什么？

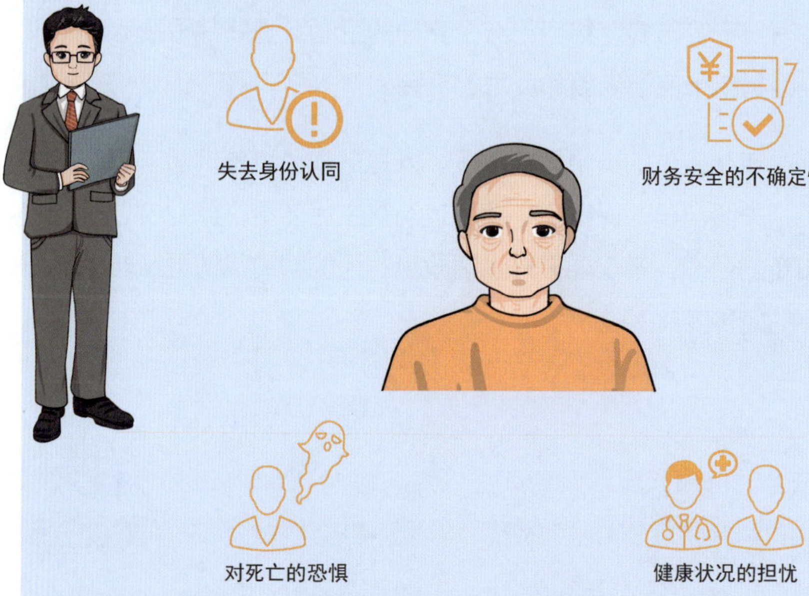

（1）失去身份认同：工作不仅是谋生的手段，还为个人提供了身份认同和社会地位。许多人在职场中花费了大部分时间和精力，使得工作与个人身份密切

相关。当进入退休阶段，突然从职场中“消失”，失去工作的身份认同，可能会让人产生无价值感和空虚感。

（2）财务安全的不确定性：工作期间，收入稳定且有社会保障，但退休后，养老金、退休金和储蓄是否足够支撑未来几十年的生活，成为一个令人担忧的问题。尤其在高物价、医疗费用日益增加的情况下，退休后的财务状况可能给很多人带来巨大压力。无论是养老金的数额是否充足，还是退休后的消费方式能否适应，财务不确定性总是让许多人在面对退休时感到焦虑。

（3）健康状况的担忧：退休后，我们可以享受更多的休闲时光，但同时也会更关注身体的变化和健康状况，尤其是面对日渐增多的慢性病和身体功能退化的风险时，许多人开始产生健康焦虑。

（4）对死亡的恐惧：退休标志着人生的一大转折点，许多人在这个阶段会开始更频繁地思考“生老病死”问题。对死亡的恐惧是一个潜在的情绪驱动因素，它常常在无意识中加剧对退休的焦虑。退休会让人意识到，自己距离生命的尽头又近了一步，这种对生命有限性的认知，可能带来深深的焦虑感。

恐惧退休是一个多因素交织的复杂问题，涉及身份认同、财务安全、健康状况以及对死亡的潜在焦虑。为了应对退休恐惧，个人可以从提前做好心理准备、保持积极的生活态度、丰富自己的兴趣爱好、做好财务规划等方面入手，通过积极的方式为退休生活做准备。

（石　川）

5. 退休生活，如何正确打开

关键词：退休 过渡 转变

退休是每个人职业生涯的一个自然阶段，是从忙碌的工作生活转向更加自由、宁静的生活方式的过渡期。然而，很多人发现退休后，面对空闲时间的增多，自己反而感到迷茫、孤单，甚至有些不知所措。

专家说

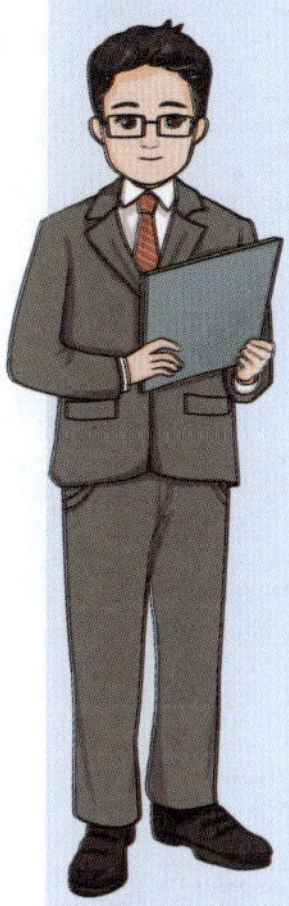

退休就像打开人生的新篇章，从繁忙的工作节奏切换到自在的生活频道。如何正确打开退休生活呢？可以尝试这些轻松好上手的小诀窍。

第一步：给心理放个假

刚离开工作岗位时有点失落很正常，就像突然卸下背了很久的背包。研究发现，退休初期容易情绪波动，可以通过以下方式放松心情。

- 每天保留半小时“仪式感时间”：整理老照片、打理阳台花草，延续熟悉的节奏。
- 给邻居小孩讲讲职场故事，或当社区志愿者，这种跨代交流能让心情明亮起来。

第二步：身体要“保鲜”

- 每天散步时多绕小区一圈，既能晒晒太阳，又能遇上遛狗的老伙伴。

- 试试游泳、水上健身操，这类运动对关节特别友好，泳池里的欢声笑语还是天然的情绪充电站。

- 餐桌上多添一道“彩虹”：西蓝花炒虾仁、紫薯燕麦粥，吃得丰富又有元气。

第三步：社交新玩法

- 周三书法班、周五合唱团，这些固定活动能给生活添点小期待。

- 和外地孙辈视频时，试试一起玩手机游戏，祖孙局也能很欢乐。

- 跟着美食博主学新菜，在业主群里发起“拿手菜交换日”。

第四步：解锁新成就

- 报名老年大学的摄影课，用镜头记录晨练时遇见的花开。

- 把年轻时没空看的经典电影列个清单，每周举办家庭观影会。

- 和老伴策划三年内要去的 5 个古镇，先在家乡周边来趟探索之旅。

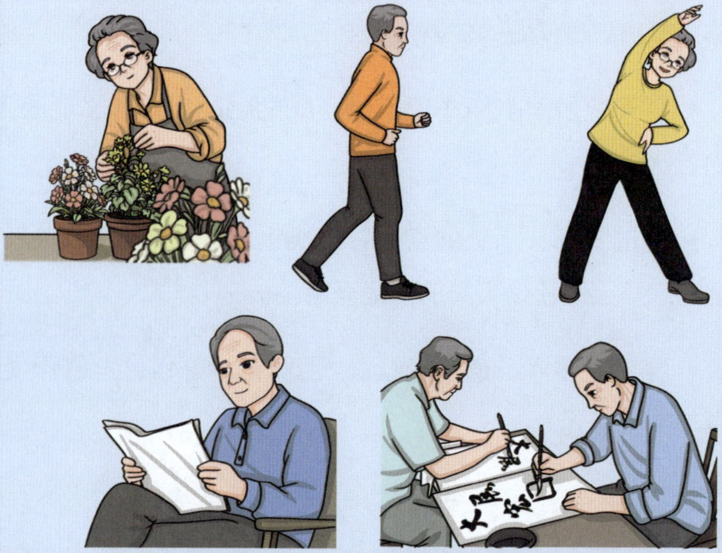

记住，退休不是终点站，而是换乘站。每天给自己泡杯好茶，在小本子上记录完成的小目标，这种踏实的幸福感，正是美好退休生活的正确打开方式。

（石 川）

6. 独守**空巢**，如何让自己不“**空心**”

随着社会变迁和生活方式的变化，越来越多的人选择独居生活。独居就像给自己布置一间单人公寓——有人享受窗帘自由开合的掌控感，也有人对着月光铺满的沙发发愣。当“空巢”成为都市生存的常态，如何不让自己“空心”，不仅关乎个体的心理健康，也是我们在当今社会需要认真思考的重要课题。

专家说

如何在独处时，在内心点亮暖光

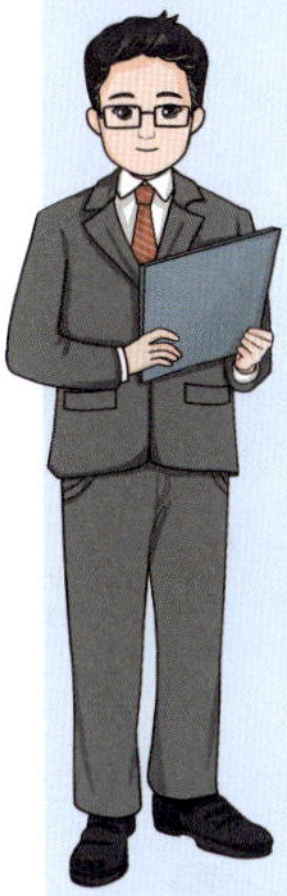

首先，我们要学会区分孤独和独处。孤独与独处并非同义，孤独是一种情感状态，通常指情感上的缺失或隔离，而独处则是一种生活方式。如果说独处是周末睡到自然醒后，慢悠悠给自己煎一个溏心蛋的从容，那么孤独更像是深夜发现冰箱灯坏了，却找不到人说的那一瞬潮湿。学会区分这两种天气，就像学会看云识雨——前者要享受，后者需疏导。

其次，我们可以学习一些方法，帮助自己与孤独和解。当孤独感突然造访，你可以尝试泡壶茉莉香片，允许水汽模糊十分钟视线；或者，你可以把手机相册翻到三年前，笑一笑当时剪坏的刘海；有时候，你还可以打开窗对楼下的流浪猫说声“午安”。

就像梅雨天要收留躲雨的蝴蝶，请记得给自己备一把“心晴”的伞。我们可以尝试在并不孤独的时刻为自己建立个人专属的独居生活灵感补给站，这里有一些小的灵感供参考。

- 把阳台改造成微型菜园，见证番茄从青涩到脸红的过程。

关键词

独居　独处　孤独

- 跟着直播跳健身操，汗流浃背时对镜子里的自己竖个大拇指。

- 深夜煮泡面时多放个荷包蛋，用筷子画出完美的流心弧度。

- 每周三给老朋友发 30 秒语音，不用问候，直接哼段副歌。

独居的日子像在培育多肉植物——看似静止的生长里，藏着无数细微的生机。当我们学会在空巢里栽种自己的月亮，每个夜晚都会收获温柔的微光。毕竟，生活的温度从来不在于几室几厅，而在于打开心窗时，能否看见自己种下的星光。

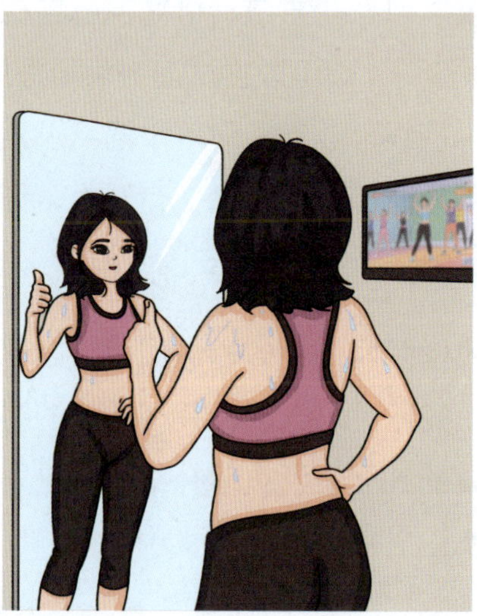

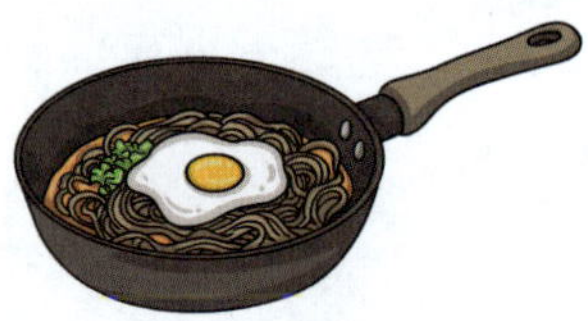

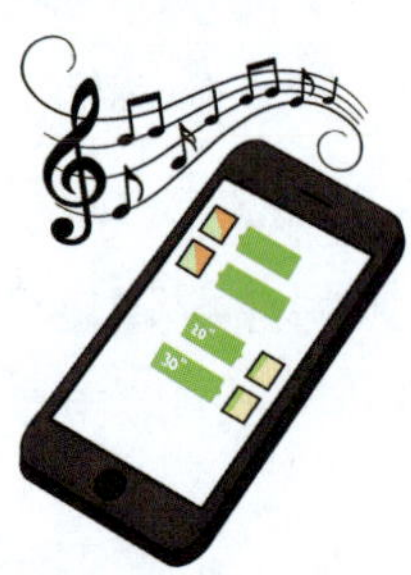

（石　川）

7. 为什么我开始**害怕死亡**

关键词

死亡恐惧　遗憾　珍惜

死亡像一本始终合不上的书，偶尔会在夜深人静时突然翻开一页。这种恐惧其实藏着许多我们未曾察觉的温柔信号——它提醒我们，还有很多想尝的甜，想见的暖，想握紧的手。害怕离开，往往是因为心里还揣着抽屉里那一封没寄出的道歉信，地图上画了圈却未成行的古镇，总想等“有空了”再学的陶艺课……这种忐忑就像看到电影快要散场，而自己还没记住主角的笑容。

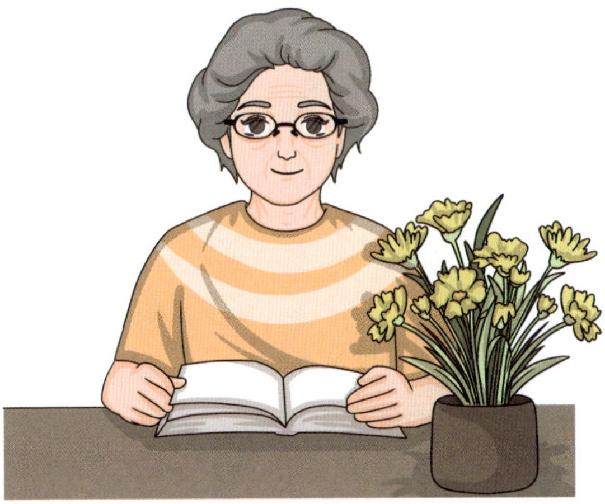

专家说

以下是一些与恐惧和平相处的小练习，可以帮助我们缓解死亡焦虑。

（1）**晨起五分钟仪式：**拉开窗帘时深吸一口气，感受阳光在睫毛上跳舞，对自己说：“今天又能体验新的生活了。”

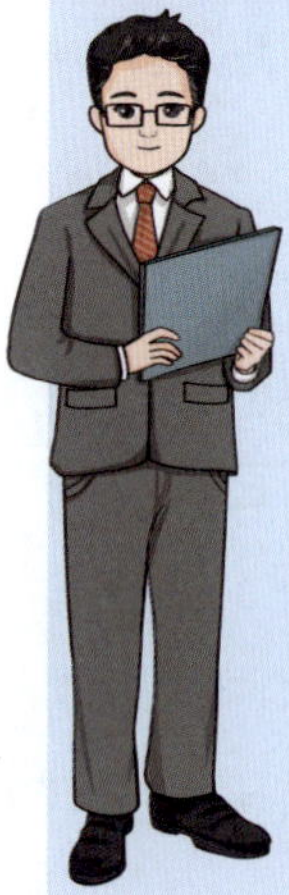

（2）随身携带“幸福”清单：你可以认真地观察生活中感觉到幸福的时刻，然后把它们记录在手机备忘录中。例如，“7：15 阳台茉莉开了第三朵花”，或者“午休时听见楼下小孩背古诗”。

（3）给未来寄明信片：每月选一天，在便利店买张风景明信片写给半年后的自己。例如，你可以写“今天发现巷口早餐铺的豆浆格外香，替你多喝了一碗”。

（4）把恐惧化成温柔的力量：路过花店时买支向日葵，插在玄关的旧陶罐里；每周三晚上和好友视频“云干杯”，讲讲最近遇见的令你印象深刻的小事……

就像收拾行囊时发现夹层的老车票，对死亡的恐惧也在提醒我们：你看，这一路攒了这么多舍不得的风景。不如把这份忐忑，酿成认真咬下每一口西瓜甜的力气。毕竟，最好的告别礼，是把每个寻常日子都过得像舍不得翻页的诗集。

（石　川）

二

整理
我的情绪

8. 为什么我内心深处总感到**自卑**

关键词

负面偏好 自卑感 自卑情结

自卑是一种常见的心理现象，是指个体在与他人比较时，认为自己不够优秀而产生的一种心理状态。可以说每个人都曾经体验过内心深处的自卑感，这是生活在社会环境中难以避免的一种情绪体验。

专家说

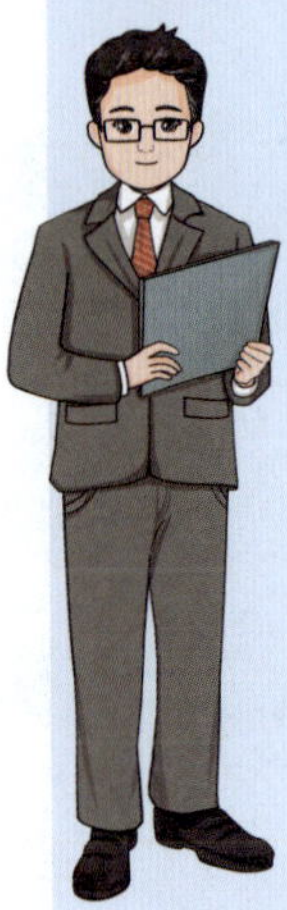

人类大脑天生携带着“社会雷达”，善于在群体中与他人进行比较。当我们还是原始人时，就会时刻关注同伴的狩猎技能、采集效率，这种比较能够提高生存概率；但在现代社会，这套机制却容易出现“系统过载”，引发自卑感。例如，刷朋友圈看到同学晒出的满分试卷；在家长群看到别人发布孩子参赛佳绩；浏览短视频发现职场精英传授成功心法——这些精心筛选的“人生切片”，容易让人误以为全世界都在进步，唯独自己停滞不前，从而陷入自卑情绪。

科学研究发现，人们在比较时，存在“双标现象”：用别人的高光时刻对比自己的日常状态。就像广场舞队里，张阿姨总觉得自己动作不够美，却忘记了自己是团队里出勤率最高的成员；中学生小林盯着数学试卷的错题，却忽略了自己在科技创新大赛拿过奖。大脑的“负面偏好”机制让我们更容易记住挫折，就像白纸上的黑点总是格外醒目。

打破自卑需要科学认知和积极行动，通过正视自己的优点、建立积极的自我形象、学会与他人合作以及寻求专业帮助等，可以有效应对自卑，实现自我成长和提升。

健康术语

自卑情结

自卑情结是心理学家阿德勒提出的一个非常重要的心理学概念。我们所说的自卑感，通常是一种暂时性的、可逆转的情绪反应。而自卑情结是指个体在面对无法应对的问题时，表现出绝对无法解决这个问题的行为和情绪，是一种长期存在的、根深蒂固的心理状态。可以说，自卑感是自卑情结的起点，而自卑情结是自卑感过度强烈且无法得到有效补偿时的一种表现形式。区分自卑感与自卑情结非常重要，自卑感可以通过积极的自我心理调适和经验积累来克服，而自卑情结可能需要通过长期的心理治疗才能得到有效解决。

（龙　鲸）

9. 恐惧怎样能转化为勇气

能够意识到有些恐惧可以转化为勇气，就是一个特别好的开始！当我们站在演讲台上双腿发软、面对重要考试手心冒汗、在陌生场合心跳加速时，这些生理反应都在提醒我们：恐惧正在体内涌动。而鲜为人知的是，让我们想要逃离的恐惧情绪，也是造就我们勇气的原始燃料。

专家说

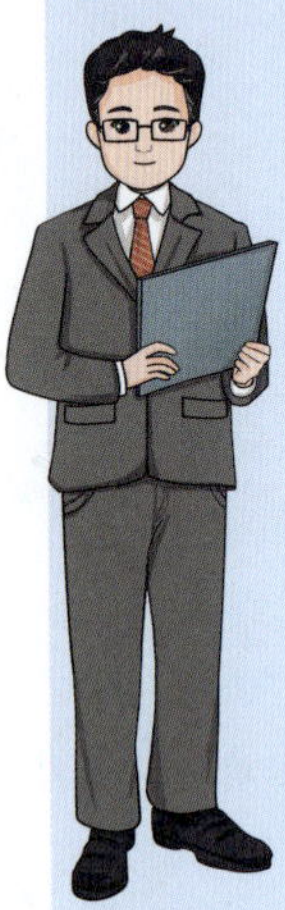

首先，要分析恐惧的来源，分清楚它是真实的威胁，还是我们灾难化的想象。面对现实的危险，恐惧会触发我们直接的反应。而我们通常所说的能够转化为勇气的恐惧，指的是面对想象中的威胁，而非真实的危险。

其次，恐惧是一种正常的情绪体验，每个人都会经历，在恐惧情绪下，会有一些类似的身体反应——心慌、手抖、呼吸急促等，这些反应会令人不适，但也无须多虑，可以通过放松方法调节。认识到这一点，能帮助我们对恐惧情绪本身，不再恐惧。

最后，设定一些小小的目标，从微小的行动开始改变，逐步克服恐惧的心理，随着经验越来越多，自信越来越强，就能够实现“将恐惧转化为勇气”的目标。

健康加油站

将恐惧转化为勇气，是一个复杂而深刻的心理过程，包括对恐惧的认知、情绪的调节以及行为的改变。

（1）正视恐惧：勇敢地面对自己的恐惧，认识到它是一种情绪反应，有可能并非现实本身，这能够增加我们积极应对的勇气。

（2）**建立信心**：有意识地回顾过往的成就和优点，设定微小的目标，重拾自信，相信自己有能力克服困难、取得成功。

（3）**调整心态**：在恐惧的情绪下，提示自己保持积极乐观的心态，对于找回勇气至关重要，学习从不同的视角看待问题，能够带来解决问题的契机。

（4）**培养心理韧性**：恐惧可能来源于想象中的挫折体验，培养心理韧性，能帮助我们更好地应对恐惧情绪，保持更加持久的勇气。

（5）**寻求帮助**：从家人、朋友或专业人士处获得支持和帮助，也是重获勇气的良方。寻求帮助并不代表我们是软弱的，这可能激发我们内在状态转变的力量。

（龙　鲸）

10. 如何与敏感的自己相处

与敏感的自己相处，实际上是在和情绪备受人际困扰的自己斗争。敏感的人，情绪的起伏易受环境和他人影响，了解自己的性格特点，反思敏感的原因，学习自我接纳，练习情绪调节，都能够让我们更好地与自己相处，拥抱自己的独特性，并发挥出自己的潜能。

关键词

自我接纳　内耗　钝感力

专家说

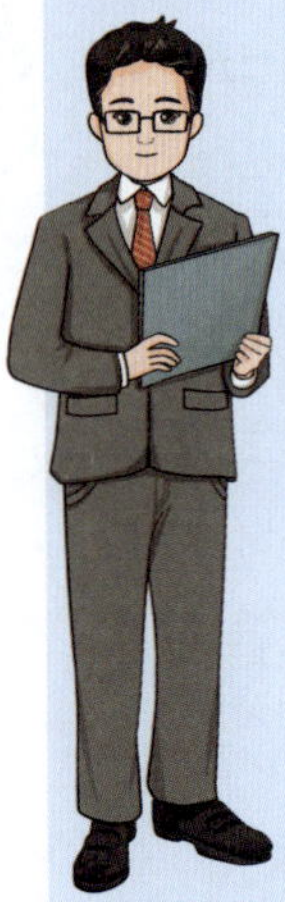

所谓“敏感”，更多是在人际过程中出现“过敏”，例如：过度解读他人的言谈举止，对社交中一些细节表现出极端的反应，过度的反思和自责，担心被误解、拒绝或不被接受等。而敏感的人在独处时，也常常受困于这些人际交往带来的过度思虑和自我否定，因而，看起来好像无法与这样的自己和谐相处。

现在越来越多的人意识到，敏感的自己会因为过度在意他人的反应而陷入内耗的状态，因而发出“反内耗”“钝感力”的呼声，这是在为敏感的人代言，也在某种程度上提出了解决方案。意识到自己的敏感，一方面需要增加自我认知，了解自己对哪些信息敏感；另一方面需要学习自我接纳，接受自己情绪的波动和变化，不苛求、不评判，能够主动停止无益的思虑，从内耗中解脱。我们需要学会欣赏和珍视自己的特点，将敏感的感知能力转化为自己的优势。敏感不是一种缺陷，也可以是一种力量，只要我们学会与之和谐相处，就能更好地享受与自己相处的时光。

健康术语

内耗

内耗是指过多的思虑、情绪需要控制，过度消耗心理资源。当心理资源不足时，个体即处于一种内耗的状态。内耗的原因包括：自我认同的缺失，完美主义的心态，人际关系的冲突，以及过重的生活压力等。想要减少内耗，就需要正视自己内在的需求，明确个人的目标，理解是接纳的开始。同时，厘清自我与他人、需求与现实的冲突，认识到哪些是可以经过努力改变的，哪些是需要学习接纳的，让自己主动放松，做出选择，落实行动，帮助自己从紧张的情绪状态中脱离出来；也可以寻找外援，充分发挥互助合作的精神，从“钝感力”强的朋友那里获得支持，找到平衡。

（龙　鲸）

关键词　情绪命名　情绪管理

11. 情绪可以通过回避和压抑来处理吗

回避和压抑，似乎是很多人应对情绪的方式，但从长期效果来看，这样的方式极有可能对个人的身心健康带来诸多负面影响，因此不建议通过回避和压抑来处理情绪。

专家说

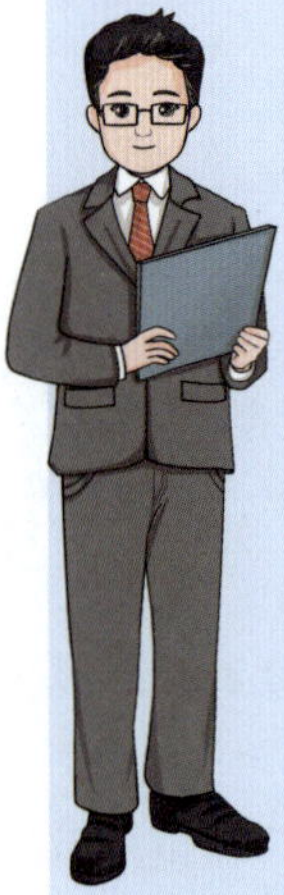

长期采用回避和压抑的方式来应对情绪，不仅可能引发心理问题，如焦虑、抑郁，还可能导致慢性压力累积，增加高血压、冠心病、糖尿病等健康问题的发生风险，甚至可能严重影响个人工作、学习、人际关系和生活质量。

很多人感受到情绪，尤其是负面情绪，会自动化地回避、压抑，表面上看起来波澜不惊，但内心已经翻江倒海。我国自古就崇尚“喜怒不形于色”，常被误以为我们应该压抑情绪，实际上大量科学研究发现，通过有效的方式将情绪表达出来，才是更加健康有益的做法。这就需要我们做到准确地识别情绪、积极地理解情绪、不评判地接纳情绪，通过有效的方式表达情绪。

有效应对情绪的策略包括以下几点。

（1）呼吸调节： 在感到焦虑、紧张的时候，尝试做几组深呼吸练习，帮助自己慢慢放松下来。

（2）运动调节： 通过运动，释放多余的压力荷尔蒙，刺激内啡肽的分泌，从而改善情绪。

（3）倾诉： 和信任的亲友倾诉，可以帮助我们在安全的人际关系里获得心理支持和情绪抚慰。

（龙　鲸）

12. 感受到自己“情绪的过山车”是怎么了

关键词
心境障碍　双相情感障碍

“情绪的过山车”是一个很形象的比喻，通常是指情绪在短时间内经历剧烈波动，从极度兴奋到极度沮丧。如果这样的感受，是由外部事件引发的，即情绪跟随事件的发展产生剧烈的波动，那么属于个体在非正常情况下的正常反应。如果这种波动超出了正常范围，并且持续存在，可能对个人的日常生活造成严重影响，则需要及时就医，请精神科医生帮助评估和诊断，明确是否需要医学干预。

专家说

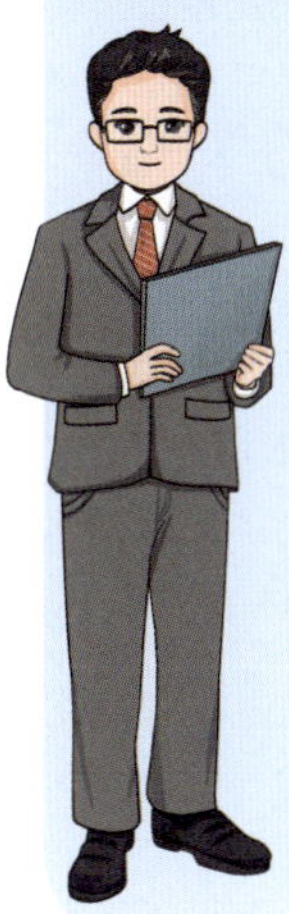

“情绪的过山车”可能是一种反应，也可能是一种疾病，需要从多方面去考虑和鉴别。

首先，情绪的体验因人而异，不同性格特点、气质类型的个体，情绪的反应可能不同，需要关注个体的情绪体验是否发生了明显变化，还是一直以来都如此。

其次，情绪的波动是否受到外部事件的影响，有直接触发因素的情绪波动，哪怕非常强烈，也可以被理解为一种正常的情绪反应。

再次，从发展心理学的角度看，处于青春期阶段的个体，情绪波动更加频繁和强烈，这是这一发展阶段的情绪反应特点，需要关注这种情绪是否令个人感觉痛苦，或影响日常功能。

最后，可能是精神疾病（如双相情感障碍）的症状之一，需要精神科医生进一步评估、诊断。

健康加油站

感受到“情绪的过山车”的原因可能包括：遗传因素，如先天气质类型；神经生化因素，大脑神经递质的不平衡可能导致情绪波动；生活事件，如压力生活事件、季节变化等可能诱发情绪波动；精神疾病的症状表现等，无法一概而论。

可以尝试用以下方法，帮助自己把情绪平稳下来：①通过深呼吸和放松，安顿身心，帮助情绪缓解；②记录情绪的起伏和变化，通过文字整理和书写，理解情绪变化的原因和规律；③恢复日常生活的秩序，建立稳定的生活习惯，规律作息、均衡饮食和适量运动，都有助于情绪的舒缓；④寻求他人的支持，无论是亲人朋友，还是专业人员，通过分享自己的感受，获得理解和支持。

（龙　鲸）

13. 情绪在传递什么信号

关键词

需求与动机　非言语沟通

从进化视角看，“情绪”系统如同预装在人类身体里的智能操作系统。恐惧是防火墙，愤怒是杀毒软件，喜悦是系统奖励机制。当我们学会像技术员解读信息代码那样理解情绪，就能将看似混乱的感受波动，转化为指导生活的理性数据，发挥其应有的功能。

专家说

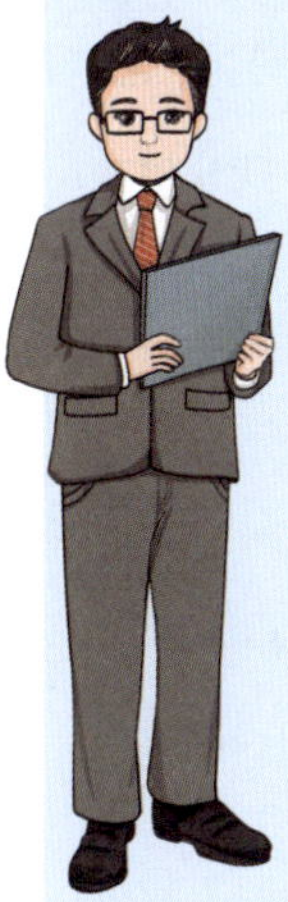

考试前心跳加速、被误解时胸口发闷、完成挑战后浑身充满力量……这些身体反应其实都是情绪在向我们发送加密电报。

（1）表达需求、期待与欲望： 当我们饥饿时，情绪会变得烦躁不安；当我们渴望与人交往时，会更加体验到孤独和沮丧。

（2）传递感受与体验： 情绪可能是我们对周围环境和个人经历的直接反应，它向我们传递的信息是：哪些事情让我感到愉快、兴奋，哪些事情让我感到悲伤、愤怒。

（3）传递态度与价值观： 对于符合自我价值观的事情，我们的情绪是较积极、愉悦的，而对挑战自我价值观的事情，则可能产生强烈的抵触、愤怒等负性情绪。

（4）预警危险：情绪有时充当警示信号，提醒我们注意潜在的问题或危险。恐惧可以帮助我们远离威胁；愤怒可以帮助我们守护边界；焦虑可以提示我们加强注意。

所以，情绪可能是我们身体的晴雨表，可能是人际沟通的密码，可能是我们个人成长的风向标，也可能是守护我们的生存警报。

健康加油站

（1）情绪不只是一种身体反应，更是一种能够在人际间传递的信息。情绪是非言语沟通的重要组成部分，和语言一样，传达着我们作为独立个体的内在感受和体验。通过面部表情、声音和身体语言，我们向他人传达自己的情绪状态，从而促进彼此之间的理解和交流。

（2）情绪可以帮助我们更好地认识自己，通过反思自己的情绪反应，更加了解自己的内心世界、需求和动机，这是促进个人成长和自我实现的重要途径。

（3）情绪影响我们与他人的关系和人际互动，社会和文化因素也在一定程度上影响我们对情绪的普遍理解和应对方式。

（龙　鲸）

14. 如何能与情绪和解

关键词

觉察　接纳　自我关爱

所有的和解，都建立在理解的基础之上，相信当你问出这个问题，你已经准备好，带着好奇，和情绪做朋友。

专家说

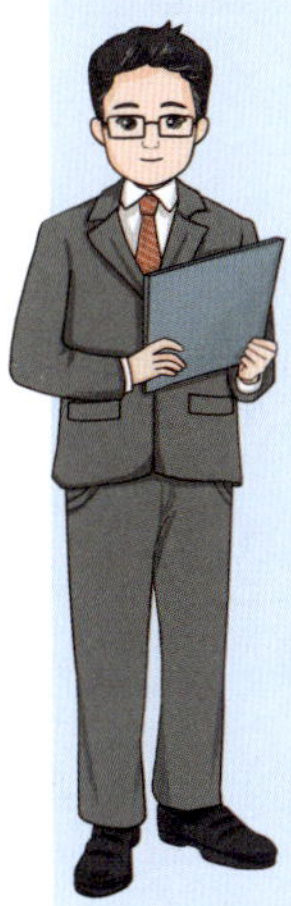

与情绪和解是一个涉及自我认知、自我接纳、主动调节和自我关爱的过程。想象大脑是个 24 小时运作的物流中心。杏仁核如同快递扫描仪，每当遇到压力事件就会生成情绪包裹——焦虑是红色加急件，愤怒是贴着“易碎品”标签的包裹，悲伤则是需要冷藏保存的特殊快递。设置“情绪缓冲站”——面对情绪，能够先识别、再理解，之后选择安抚、控制和调节，让我们的情绪可以安放。

升级我们的解码系统，当“情绪包裹”附带模糊的备注时，需要我们用新的视角去破译和解读。当你因为孩子顶嘴而愤怒时，尝试把“这孩子不懂事”转译成“他 / 她在争取自主权”，这就完成了一次全新解码。还可以设置“情绪中转站”，例如，社区工作者王姐发现，每次调解纠纷后观看 15 分钟大熊猫直播，能有效缓解情绪，降低压力。

真正与情绪和解，就像熟练的快递站长：不会拒收任何包裹，而是仔细查验、分类存放、及时处理。那些让你夜不能寐的焦虑包裹，可能携带突破舒适区的邀请；让你伤心不已的悲伤包裹，或许藏着珍贵而重要的情感连接。学习用智慧签收每份情绪快递，是与情绪和解的有效途径。

（龙　鲸）

三

看看
我的心态

15. 为什么我总是在意得失

关键词：成就感 自我认同 心理满足

在意得失，这是每个人在人生中都会经历的心理状态，不同的人在意得失的内容和程度也千差万别，个人的成长经历、性格特点、社会环境以及当前的心理状态等因素影响我们对得失的在乎程度。

专家说

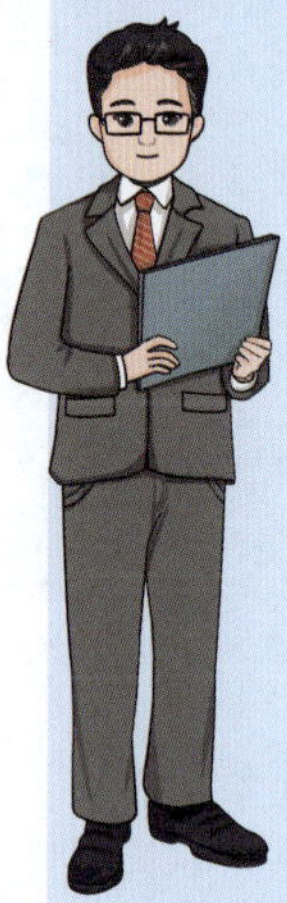

（1）成长经历与家庭教养模式的影响：童年经历和家庭环境对成年后的行为模式有深远的影响。如果从小就被教导要追求完美、避免失败，或者经常因为成绩、表现而受到奖励或惩罚，往往更容易在意得失，害怕失去已经拥有的东西，也渴望获得更多的认可与成功。

（2）自我价值感的体现：很多人将个人的价值与外在成就紧密相连，认为只有获得更多、做得更好才能证明自己的价值。这种观念使得人们不断追求成功，同时对失败和失去感到极度恐惧，因为它可能直接威胁到个人的自尊和自我认同。

（3）社会比较心理： 在社交媒体和信息爆炸的时代，人们看到别人的成功和拥有，往往会引发内心的焦虑和不安，担心自己不如别人，从而更加在意得失，试图通过外在的成就来弥补内心的不足感。

（4）追求确定感： 对未来的不确定性和对失败的恐惧，会导致人们对得失的敏感度增加。为了保持内心的平静，可能会通过控制得失来保持一种确定感。

（5）缺乏自我接纳与情绪调节能力的结果： 缺乏对自己现状的接纳和欣赏，总是觉得自己不够好，需要更多的成就来填补内心的空缺。这种自我否定的心态使得人们不断追求外在的成功，而忽视了内心的平和与满足。当同时面对得失时，情绪调节能力较弱的人更容易陷入情绪波动中，难以保持冷静和理性。这种情绪化的反应又进一步强化了对得失的关注。

健康加油站

要克服总是在意得失的心态，可以从增强自我认同、培养自我接纳、调整价值观、提高情绪调节能力等方面入手，逐步建立更加健康、积极的心态。同时，也可以通过心理咨询、冥想、阅读等方式，帮助自己更好地理解得失心理，并将注意力更多聚焦于积极心态的调整，实现内心的平和与自由。

（梁光明）

16. 如何能**知足常乐**

关键词

积极心态　心理平衡

知足常乐是一种生活智慧，它教会我们在纷繁复杂的世界中找到内心的平衡点，享受每一个当下的美好，从而拥有更加平和、幸福的人生。

专家说

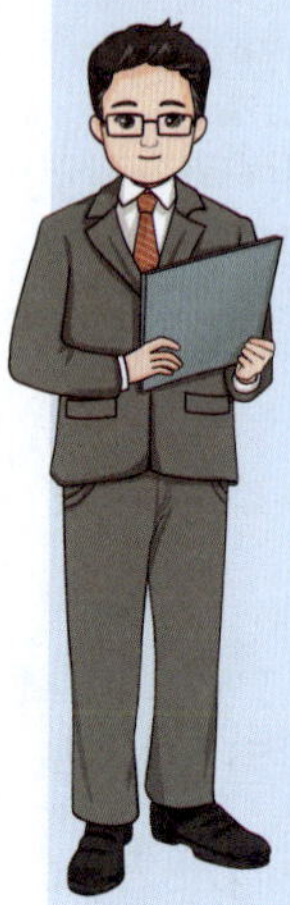

(1) 了解内心需求：有时我们追求的是社会或他人强加给我们的标准，而非内心的真实渴望。通过冥想、自我反思或与信任的人交流，能帮助我们更好地认识自己，区分哪些是基本需求，哪些是过度欲望。

(2) 总结并珍惜现有资源：在成长过程中，我们会学习和积累很多物质和精神资源，要学会聚焦当下，定期整理罗列出自己的资源，无论是感激的事物、家人的陪伴、朋友的关心，还是一次美好的自然体验，都值得珍惜的宝藏，应学会感恩已拥有的，而不是一味追求更多。

(3) 定期调整并设定合理目标：目标是前进的动力，但过高的期望往往会带来失望。定期调整并设定实际可行、符合自身情况的目标，并在达成后给予自己适当的奖励，这样既能保持积极性，又不会因未达到不切实际的标准而感到沮丧。

（4）**为生活做减法**：过多的物质追求和复杂的社交关系往往让人疲惫不堪。尝试不断为生活做减法，减少不必要的物质追求，优化社交圈子，专注于真正让自己快乐和成长的事物，可以让生活更加轻松，也能让人更容易感到满足。

（5）**关注自我成长**：知足常乐并不意味着停滞不前，而是在满足现状的同时，更多地将精力聚焦于不断追求个人成长和心灵的丰富，学习新知识、培养新技能、探索未知领域，都能为我们带来内心的乐趣和满足感。

健康加油站

知足常乐的“知足”是一种心态，是一种“感恩”的心态，是一种“足够即好”的心态，是一种“放下与接纳”的心态。我们可以通过写日记、分享感恩故事等方式，对生活中的“小确幸”心怀感恩，从而加深正性情绪的体验。同时学会放下与接纳，人生就像心电图，如果“一帆风顺”，你可能就“挂了”。学会接受无法改变的事实，放下那些带给自己困扰的人和事，帮助自己增强内心的平和与接纳能力，生活就会“常乐”。

（梁光明）

17. 如何能**放下执念**

关键词：执念　追求完美　掌控感

执念，通常源于对过去经历的执着、对未来的担忧或对现状的不满，它像一道无形的枷锁，束缚着我们的心灵，影响我们的情绪和行为。放下执念，是一个涉及个人成长、心理调适与内在觉醒的深刻话题。

专家说

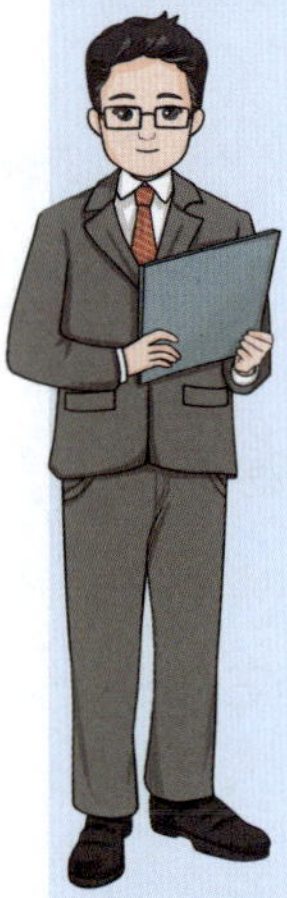

（1）**了解“执”的原因：**要对自己的执念有清晰的认知，可以尝试通过冥想、写日记等方式，记录并观察自己的思维，识别出哪些想法是反复出现，并对自己产生消极影响的，并试图理解其形成的原因。

（2）**接纳与感谢“念”：**执念是人类共有的心理现象，在某个时期内，这个“念”是我们追求的目标与方向，会激发我们的动力，但时过境迁，其发挥的作用越来越小，甚至成为束缚我们前进的绊脚石。因此，接纳自己的执念，而不是与之抗争，并感谢它曾经带给我们的力量与方向。

（3）**调整并建立新“念”：**尝试从不同的角度看待问题，丰富并完善原有的思维模式——“念”。“执念”只是我们看待世界的一种方式，而这种方式可能并不全面或客观。它并不代表你的失败或弱点，在做出适应性的调整后，它依然可以发挥重要作用。

（4）**聚焦行动与改变：**为自己设定现实可行的新目标，并专注于实现这些新目标。将注意力从过去的

“执念”转移到未来的可能性上，用行动创造积极的改变。同时也可以尝试将“执念”分解成小步骤，逐步实现目标。每完成一个小目标，都是对“执念”的一次胜利，也是对自己能力的一次肯定。

健康加油站

面对顽固的“执念”，你可以尝试：学习有效的情绪调节技巧，如深呼吸、正念冥想、瑜伽等，帮助自己在面对执念时保持冷静和理智；允许自己感受情绪，但不被情绪所控制；认识到情绪是暂时的，会随着时间自然消退；培养感恩和欣赏的心态，关注生活中的美好和积极面，减少对负面事物的过度关注；与亲朋好友分享你的感受和困扰。如果“执念”严重影响日常生活和心理健康，可以考虑寻求专业的心理咨询或治疗。

（梁光明）

18. 如何能时刻保持**不忘初心**

在人生的旅途中，我们总会遇到各种挑战和诱惑，坚守自己最初的目标、信念和价值观，不仅是一种个人修养与心理韧性的体现，也是实现长期成功和幸福的关键。

专家说

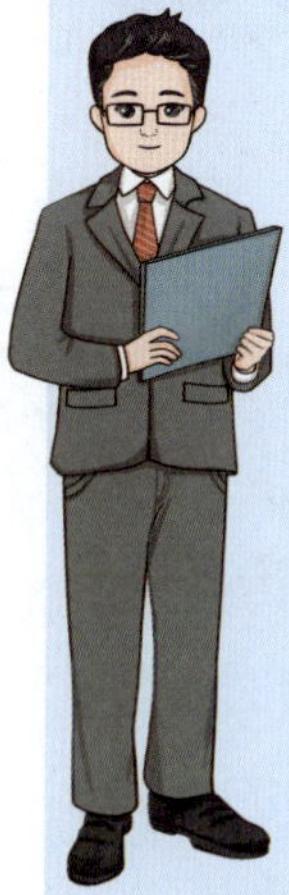

（1）**明确初心，定期回顾调整：**在人生的每个重要阶段，明确并记录下自己的初心，包括个人的任务与使命、梦想与愿景、人生规条与价值观等。定期进行自我反思，调整与自己当下生活学习方向的一致性，并持续激发自我内在动机，保持充足的体力与精力。

（2）**培养自律与坚持：**自律是实现初心的关键。培养良好的日常生活和学习习惯，如定期锻炼、阅读、学习、人际互动、接触自然及人文环境等，以维持个人成长和进步的持续动力。在面对困难和挑战时，保持坚持和韧性，不轻易放弃，并学会情绪管理技巧，应对各种消极情绪。

（3）**建立支持与反馈系统：**寻找志同道合的朋友、导师或社群，与他们分享你的初心和目标。一个积极的支持系统可以提供鼓励、建议、反馈和资源，帮助你在困难时期保持动力和方向。

（4）**勇于面对失败，并及时调整：**认识到失败是成长的一部分，不要害怕尝试和犯错。当遇到挫折时，勇于面对并从中学习，根据反馈调整策略，确保初心不变，但方法灵活。

关键词

目标　坚持　初心

健康加油站

初心怎样更容易实现：将初心转化为具体、可衡量的目标，有助于保持方向感和动力；确保这些目标是“SMART”（具体、可测量、可实现、与长期规划或个人发展需求一致、时限性）的，以便更容易跟踪和评估进展；不断学习新知识、技能和经验，以适应不断变化的环境和挑战；通过阅读、参加研讨会、网络课程等方式，保持对专业的敏锐洞察力和个人能力的提升。

（梁光明）

关键词

意志 内心重建

19. 如何找回**丧失**的**意志**

当面对生活的挑战、压力或长期的消极情绪等情况时，我们可能会感到动力不足，意志消沉，当压力持续到一定的时间和程度，甚至会击垮我们的意志。如何找回丧失的意志，是一个关于自我救助与内心重建的过程。

专家说

（1）接纳情绪，允许躺平，积累能量：当遇到挑战与压力打击时，人们会出现很多消极情绪，这是身体在用它的智慧通过情绪向外释放压力，进而保护内在的平衡和稳定。所以，接纳意志消沉时的各种情绪，允许自己在这样的情绪里“躺平”一会儿，并不断积

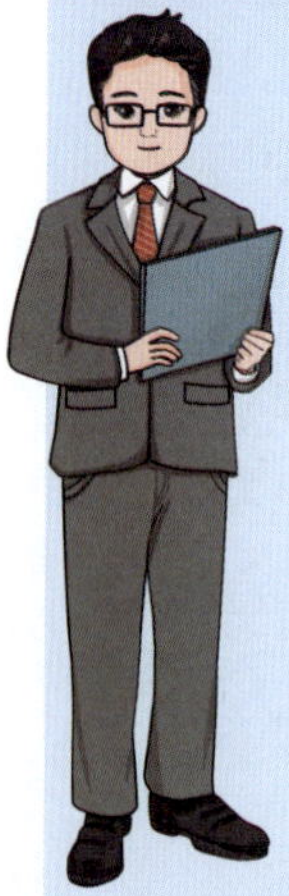

聚能量，重新应对。就像人在摔倒后需要原地坐一会，缓解一下疼痛，调整节奏，然后重新出发。

（2）积极反思，认知重建，自我奖励：深入反思导致意志丧失的原因，可能是恐惧、挫败感、缺乏目标或过度压力，认识到这些情绪和挑战是暂时的，你有能力克服它们；重新评估自己的认知和目标，不断给自己正面的心理暗示，如“我可以做到”“我正在进步”；对于每个小成就，都要给自己即时的小奖励，如一顿别有风味的午餐、一场放松的电影赏析等，强化并促进内在激励可以帮助我们继续坚持。

（3）寻求支持与反馈：不要孤军奋战，与信任的朋友、家人或专业人士、社群分享你的感受和计划，聆听他们的建议与反馈，既可以强化动力和方向，也可以帮助我们发现被忽略的细节与资源，避免发生重大失误，削弱前进动力。制作和使用愿景板或写下成功日记，帮助自己保持对未来的憧憬，自我激励，重拾对生活的热爱和对未来的期待。

健康加油站

良好的生活习惯，有助于提升意志力。例如，建立健康的作息规律表，确保充足的睡眠、均衡的饮食和定期锻炼；尝试冥想、瑜伽或深呼吸练习，这些活动能帮助你放松身心，增强内在力量；保持积极的人际关系，与积极向上的人交往，避免负能量的影响；

阅读励志书籍、观看激励视频或听励志播客，为自己提供灵感和动力；保持耐心，对自己的进步保持开放和欣赏的态度。

（梁光明）

关键词

心理期待　自我认同　完美

20. 为什么我一直**追求完美**却总感觉自己不完美

追求完美是个体正常的心理需求，追求完美的行为是一把双刃剑，既可以鼓舞激发个体不断寻求进步、完善自我，也可以带给我们过高的压力，成为束缚成长的枷锁。心理期望与现实的差距、对失败的恐惧、社会比较与竞争压力、自我认同与自我价值感的混淆，以及缺乏自我接纳与自我关怀等可能会导致我们总是收获不到期待中的完美。

专家说

（1）心理期望与现实的差距：追求完美的人往往在心中设定了极高的标准，这些标准可能远远超出了现实可行的范围。当实际成果无法达到这些标准时，便会对自己感到不满和失望，从而陷入无尽的自我批评和不满之中。

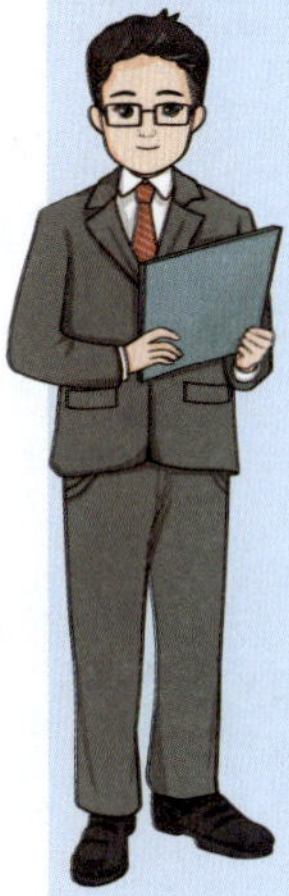

（2）对失败的恐惧：追求完美的人可能害怕失败带来的负面评价、自我价值的降低或失去他人的尊重。因此，他们不断努力追求完美，以避免这些潜在的负面后果。然而，过于关注避免错误，忽视了从失败中学习和成长的机会。

（3）社会比较与竞争压力：在当今社会中，我们经常通过社交媒体、新闻报道等接触到他人的成功。这些成功故事往往被美化和夸大，使得完美主义者更容易感到自己的不足和“不完美”。同时，社会竞争的压力也促使我们不断追求更高的标准和更好的表现，从而加剧了完美主义者的焦虑感和不满情绪。

（4）自我认同与自我价值感的混淆：当追求完美的人缺乏自我接纳与自我关怀时，经常会把自我价值感的获得依赖于外在的成就和表现，忽略了实现自我价值的其他方式与路径，如果结果不尽如人意，便会质疑自己的价值和能力。

健康加油站

怎样接纳自己的不完美

了解自己的特点，挖掘自身的优势与资源，并积极关注；聚焦在如何完善自己的劣势和缺点的实际行动上，而不是花时间沉浸在不完美的痛苦中；每天夸自己一分钟，强化自信；多与身边积极乐观的人接触，发展丰富的兴趣爱好。

（梁光明）

21. 为什么我很容易感受到别人对我的**拒绝**和**否认**

关键词：敏感　人际互动　否定

当我们将注意力放在“什么”上，就会放大“什么”。敏感是对个体而言的一项积极的个性情感特质，可以帮助我们敏锐地捕捉到他人的情绪变化和非言语信号，深入理解他人的感受，但也可能导致我们过度解读他人的意图。当敏感在人际互动中受到某些因素的影响时，就会放大“拒绝”“否认”等消极感受，产生困扰。

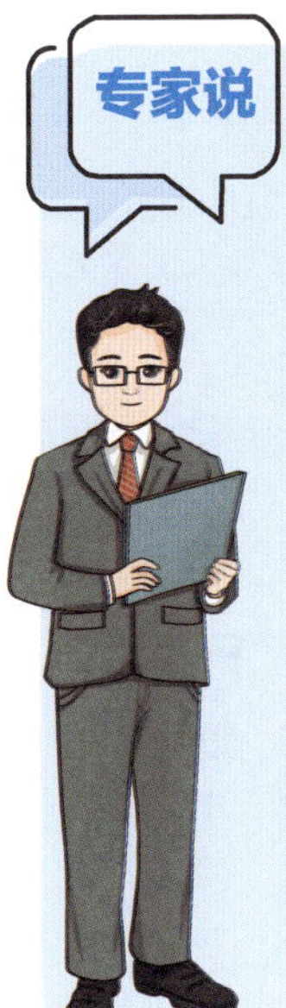

（1）既往创伤经历：在成长经历中，如果遭遇过家庭、朋友或社会关系的破裂，或被重要他人否定或忽视，这些早期的创伤经历可能在心中留下了深刻印记，更容易在未来的社交互动中感受到拒绝与否认。

（2）低自尊与自我否定：如果个体对自己的价值和能力持怀疑态度，可能会更加关注他人的评价和反馈。当感受到他人的拒绝或否认时，可能会将其视为对自己价值的进一步确认，从而加深这种感受。

（3）社交焦虑或社交技能不足：如果个体患有社交焦虑，可能会更加关注他人的反应，尤其是负面反应，从而更容易感受到拒绝与否认。如果我们的社交技能不足，可能对他人的非言语信号，如面部表情、语气或肢体语言缺少准确的识别或产生误解。这些误解可能源于文化差异、个人习惯或沟通障碍。如果经常误解他人的意图，那么个体可能会更频繁地感受到拒绝与否认，即使这些感受并不符合实际情况。

健康加油站

怎样应对在人际社交中感受到的否定

提高自我认知，了解自己的情感敏感度和可能存在的社交技能不足，以及它们如何影响你的社交互动；培养自信，通过自我肯定、设定小目标和逐步实现来增强自信心；学习有效的沟通技巧，了解非言语沟通的重要性，学会正确解读他人的意图和情绪，以及有效地表达自己的感受和需求；建立健康的人际关系，与积极、支持和理解你的人建立联系，这些人可以为你提供情感支持和建议，帮助你更好地应对他人的拒绝与否认；必要时可以寻求专业帮助。如果你认为自己的情感敏感度已经影响到了日常生活和心理健康，那么寻求心理咨询或治疗可能是一个明智的选择。

（梁光明）

22. 如何让自己远离
精神内耗

关键词

精神内耗　心理资源　自控

精神内耗是个体内心由于各种矛盾和冲突，对意志、自控力等资源的不断消耗，表现为对可能的消极原因或预期结果进行反复思考与分析、揣摩与反刍，占用个体的认知资源，使个体感觉到精神疲惫，无力再完成其他任务，出现拖延、抗拒等情绪，进一步诱发焦虑、抑郁等消极情绪。

专家说

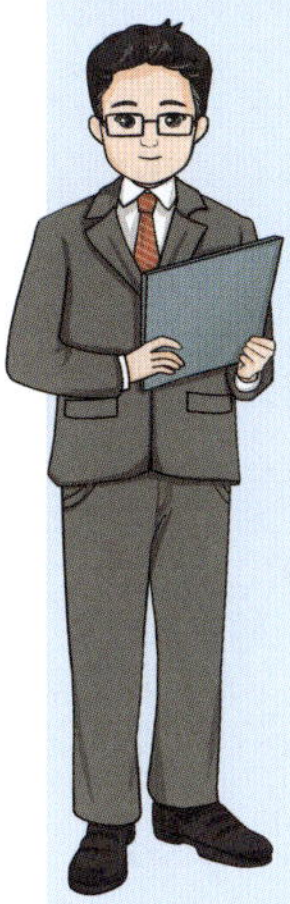

远离精神内耗，可以从以下几方面进行调整。

（1）调整认知： 接纳不完美，认识接受自己的不足与错误是成长的必经之路，通过自我接纳，减少对自我价值的过度苛责，从而减轻心理负担；采用成长型思维模式替代固定型思维模式，将挑战视为成长的契机，而非失败的预兆；设定合理期望，根据实际情况设定可实现的目标，避免目标设立过高或模糊不清，减少因达不到预期而产生的挫败感，从而降低精神内耗。

（2）提升情绪管理能力： 通过正念练习，如冥想、呼吸练习等，提高当下的专注力，减少对过去或未来的过度思虑，有助于平复内心波动，减少精神内耗；记录每日的情绪变化及触发因素，有助于识别情绪模式，并学会合理表达情绪；通过运动、艺术创作、听音乐等方式，为负面情绪找到出口，避免情绪积压导致精神内耗加剧。

（3）**聚焦行动：**设定清晰的个人和职业目标，并合理规划每日、每周的任务清单，确保优先处理重要且紧急的事项；采用有效的时间管理技巧，如番茄工作法、时间块划分等，提高工作效率，避免拖延和分心，合理规划休息与工作时间，确保身心得到充分放松和恢复；鼓励自己走出舒适区，勇于尝试新事物，将失败也视为学习的一部分，避免因害怕失败而停滞不前。

（4）**拓展支持圈：**与家人、朋友保持良好沟通，分享自己的感受和需求，在遇到困难时寻求他们的帮助和支持，共同面对挑战，减轻精神负担；参与自己感兴趣的活动或社群，与志同道合的人交流，分享经验和心得，从中获得支持和鼓励；如果精神内耗已经严重影响日常生活和工作，建议寻求专业的心理咨询或治疗。

健康加油站

什么样的人更容易精神内耗

（1）**“穷”人：**缺少生活技巧与应对策略，无法及时更新认知，与外在环境脱节。

（2）**“强”人：**对他人能力不认可，无法借助团队力量共同应对，只信任自己。

（3）“好”人：不敢拒绝，无条件答应他人要求，即使自己无法做到。

（4）“寡”人：缺少朋友，人际社交缺乏，不与他人建立连接，活在自己的世界里。

（梁光明）

四

好好吃饭

23. 吃好饭 才能保持心理健康

关键词

营养　心理健康

民以食为天，吃饭是天经地义之事，是人的本能。“一天不吃饿得慌”，我们不仅要吃饭，还要吃好饭，吃有营养的饭，这样才能维持生命活动，保持心理健康。

专家说

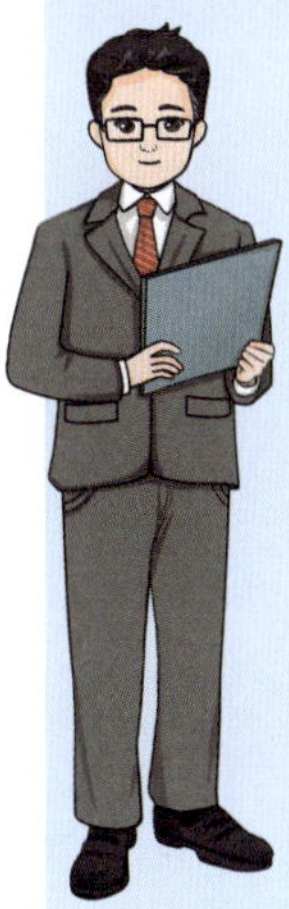

吃是动物和人不用学习、与生俱来的一种本能。例如，袋鼠出生时只有 2 厘米长，自己就会爬进母亲的育儿袋去吃奶；我们把手放在新生儿的嘴边，孩子就会做出吃奶的吸吮动作。吃饭就要好好吃，不偏食，更不能暴饮暴食；不盲目节食，更不能忍饥挨饿。

饭给我们的身体带来营养，提供充足的能量，维持机体生理和心理功能正常。均衡的膳食搭配，能促进儿童正常生长发育，保障儿童和青少年正常学习，维持成年人的工作效率。营养不良会造成消瘦和发育迟缓，严重威胁身体和心理健康，也会增加患病风险。

健康加油站

营养精神病学家发现某些维生素、ω-3 脂肪酸、微量元素能抗抑郁，因此多吃水果、蔬菜、坚果和豆类，适量鸡鸭肉、鸡蛋和奶制品能降低抑郁症的患病风险。而大量食用加工类的碳水化合物，可能增加抑郁症和焦虑症的患病风险。偏爱高热量和高饱和脂肪酸的饮食，容易出现认知功能下降、记忆损伤。

为了维护正常的心理活动，要做到食物营养丰富，成分均衡，不偏食；保证适量进食，吃得不要多，更不能少，更不要暴饮暴食；吃饭要有规律，定时进餐。

健康云课堂

吃好饭才能保持心理健康

（钱　明）

24. 肠道藏着心理的什么秘密

人体的肠道是负责食物消化、吸收和排泄的器官，肠道内隐藏着万亿微生物，肠道壁还拥有数亿个神经细胞，它们对我们的心理活动有什么影响吗？

专家说

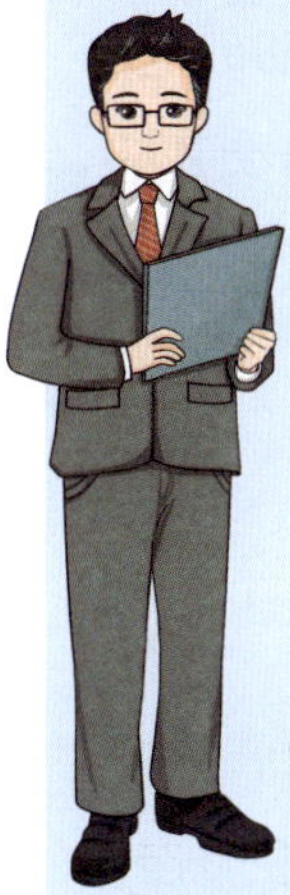

在我们的印象中，胃肠道的主要功能就是负责消化吸收食物，排泄身体废物。其实，在胃肠壁里，存在着由 2 亿 ~6 亿个神经细胞组成的庞大神经网络，数量仅次于大脑，因而获得“肠脑”的称谓。肠脑指挥胃肠道完成繁杂而细致的消化吸收工作，让大脑专注于思考问题，做出决策。肠脑和大脑的信息交流是双向的，即大脑向肠脑发出指令，而肠脑也能通过传入神经，来影响大脑活动。

肠道作为开放器官，里面生活着约 4 万亿个共生微生物，包括细菌、病毒和真菌。这些微生物通过产生代谢产物，或者改变神经递质、激活免疫信号通路、作用于迷走神经和免疫系统等途径，影响人体的消化、营养、代谢、免疫，还影响情绪和其他大脑功能。

微生物 - 肠 - 脑轴通过神经系统、免疫系统、神经内分泌、肠道微生物的代谢产物途径，彼此间相互影响和作用，不仅影响生理功能，还影响心理功能。肠道微生物、肠道和大脑之间的信息交流呈现为双向流动。

肠道微生物在代谢过程中可以产生多种神经递质、细胞因子及代谢产物，如 5- 羟色胺、多巴胺等，通过微生物 - 肠 - 脑轴，参与调控脑发育、应激反应、焦虑、抑郁、认知功能等中枢神经系统活动。益生菌可以通过改善应激反应和降低炎症来发挥抗焦虑和抗抑郁作用。高脂高糖饮食模式可影响菌群比例，产生炎症因

关键词

肠道 肠脑 微生物

子并通过血液进入大脑，损伤海马体而影响大脑的认知，改变西方饮食方式也有助于改善大脑功能。

微生物 - 肠 - 脑轴理论为解释肥胖、精神分裂症、抑郁症、焦虑症、双相情感障碍、神经性厌食症、孤独症和心身疾病开拓出新的思路，也为临床应用提供了理论依据。

健康加油站

微生物 - 肠 - 脑轴的研究发现和临床应用，为预防和治疗精神心理问题带来新的机遇。通过调节肠道菌群的结构来改善宿主的心理生理状态，在降低炎症、消除机体病理损伤的同时也消除了焦虑、抑郁、恐惧等不良情绪，从而实现心身健康的治疗目标。因此，我们要善待胃肠道，选择适合自己的食物，而不要胡吃乱吃。遇到胃肠道不适，要及时调理，恢复正常功能。

健康云课堂

肠道藏着心理的什么秘密

（钱　明）

25. 如何判断**吃饭异常**

关键词：节食 厌食 贪食

凡事不能走极端。吃饭也是这样，你可以偏食，或者为预防疾病而选择食物或减少饭量，但是，如果不顾身体健康，执着地少吃饭，身体因缺乏营养而导致体重明显下降；或者，频繁发生暴饮暴食行为，这些一少一多的吃饭现象就不正常了。

专家说

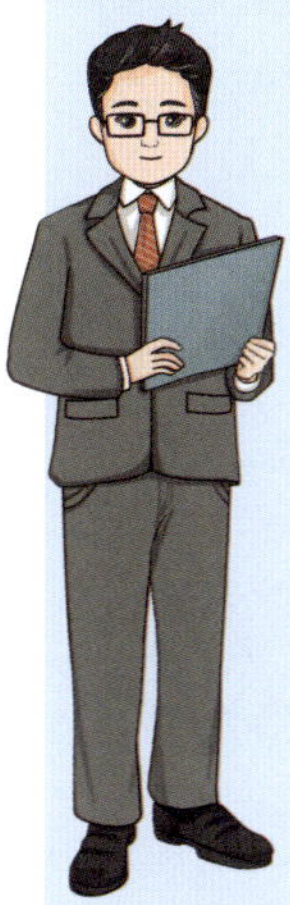

吃饭是人的本能，但是吃什么，吃多少，如何吃，不但受自身决定影响，还受观念的控制，而观念形成受同伴、家庭、文化、社会、媒体宣传等因素的影响。

我们节食可能因为要预防或治疗糖尿病、心血管疾病等，也可以因为瘦身愿望而节食，有些人的节食是因为从事文艺、体育运动项目的需要，或者受到文化宗教的影响，而出现自我禁食、节食、偏食。

如果一个人刻意追求苗条的身材，非常恐惧体重增加，拒绝保持正常体重，有意识地少吃食物，以及过度运动，导致体重明显低于同年龄人，这种表现就是神经性厌食症的临床特点。

如果一个人对自己身材和体重不满意，很在意别人对自己的评价，在行为上频繁、难以自制、快速和大量地吃东西。暴食之后，为防止体重增加，采用各种方式加以排泄，暴食 - 排泄行为循环往复，这种表现就是神经性贪食症的特点。

健康加油站

如何预防神经性厌食症和神经性贪食症

（1）要有健康的身体观，不仅仅是外貌和身材，还包括姿态、神态、体态和人品等。

（2）要建立自尊，积极看待和接受自己不完美的身材，将注意力放在身心的各个方面，思考自己的优点，而不只关注身材。当亲朋好友对你的身材评头论足时，要勇敢地指出对方不友善，说出自己的不高兴。

（3）要知道世界上没有完美的人，完美的外貌不是幸福的全部，不要盲目相信媒体宣传，也不要欣赏病态美。

（4）要了解进食方面的医学常识，防范不当的节食和暴食对身体的损伤，了解病态饮食的早期苗头。

（5）要及时到专科医院就医，在医生指导下，联合营养师、心理治疗师、社会工作者，对症支持治疗，避免营养不良，尽早恢复生理和心理功能。

（钱　明）

26. 为什么心情不好就想暴饮暴食

关键词

情绪　贪食　暴食

我们心情不好时，总要做点事情加以处理，吃点东西安抚受伤的心灵也是选择之一，但是，如果情绪不好，总想暴饮暴食，就需要注意自己的健康了。

专家说

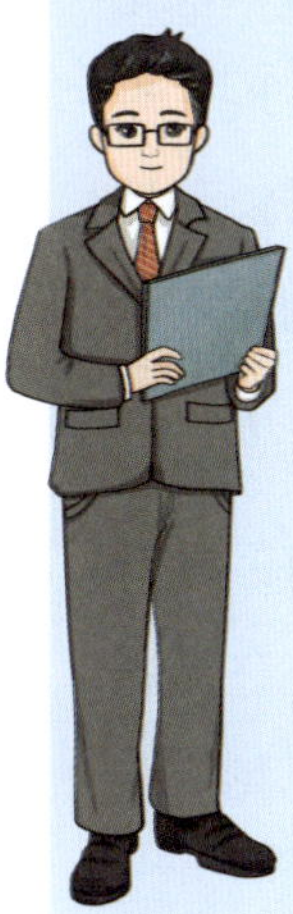

进食会带来一种安全感，这种感觉可以追溯到幼时躺在母亲温暖怀抱里吃奶的安宁感，喜欢的食物会带来与之关联的美好事物或回忆，让我们产生良好体验。当我们沉浸在这种感觉时，就会更多地进食，而胃部的饱胀感，也使得中枢系统产生欣快感，促进进食。放松的心情，使我们有缓冲机会，重新思考造成心理不好的原因和应对方法。但有些人一旦心情不好，就会进食，甚至不加克制地过量进食，使得进食成为对付心情不好的主要武器，这时就可能会发展为病态进食行为，如贪食症或暴食症，二者的区别是贪食症患者会在暴食后因担心身材而排泄。

食物通过特有的色、香、味、质地影响我们的感官，刺激大脑的进食欲望，食物中糖的刺激作用更强。心情不好时，大脑对食物更敏感，表现在行为上就是更多进食，并偏爱高糖和高脂肪等高热量食物，产生情绪成瘾。社会学家认为，短期获得的享乐，会促使我们忽略食物的性质和过量进食对健康的损伤，选择过量摄入。从心理学角度看，情绪困扰降低了自我意识，导致自我调节、自我监控的失败，容易发生冲动而丧失理性控制。情绪困扰对病态患者的影响更大，造成更多地进食。

健康加油站

如何预防不良情绪引起的过量进食

要养成健康的饮食习惯，了解有益健康的食物，选择低脂肪和低糖食物，平衡膳食，规律进餐，保证每天至少饮水 2 升。不良情绪往往是压力的表现，要积极看待生活和工作中的挫折，学习如何妥善处理人际关系，从源头上消灭压力，花点时间重新制定时间表。保证充足的睡眠，多进行体育锻炼。

我们也可以学习了解饮食健康的相关知识，若出现贪食症、暴食症的相关症状，及早就医，在精神科医生指导下，重建营养模式，接受心理治疗和药物治疗。

（钱　明）

27. 为什么体重已经很轻了，但仍然感觉自己很**胖**

关键词：身体意象困扰　躯体变形障碍

如果体重很轻，但仍然感觉自己很胖，这种情况可能是我们对自己身体的认识和想象出现了问题，对自己身体不满意，临床上称为“身体意象困扰”。

专家说

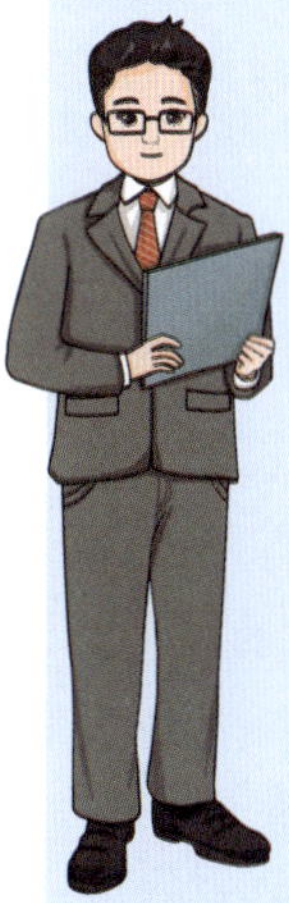

身体意象困扰发生在个人感知到的现实身体形象与理想身体形象不一致的情况下，是对自己身体的消极认知、消极情绪和相应的消极行为。身体意象困扰的原因与社会环境的影响有关，社会文化崇尚“颜值”“以瘦为美”，通过父母、朋友、媒体，传递到个人身体，带来容貌压力，使我们过度关注自己的体形、体重或外貌，追求身材苗条、完美，怕胖。因此，在主观上总觉得自己很胖，继而产生焦虑、抑郁和恐惧等情绪，在行为上出现进食失调、过度节食，甚至罹患进食障碍。由于女性受社会压力较大，因此，身体意象困扰者中以女性多见。

躯体变形障碍是一种精神疾病，患者过度关注自己外貌上实际不存在或轻微的缺陷，并因此产生强烈的痛苦，严重影响社交、工作及日常生活。患者多经历过身体意象困扰，也会觉得自己身体的某些部位胖，有些人饭一入口就会立刻觉得身体某些部位膨胀，常强迫自己照镜子，回避人际交往，反复就医，甚至有极端行为。

健康加油站

（1）不要相信不良媒体的恶意宣传，质疑有些媒体关于外貌的错误信息，指出缺陷。

（2）练习积极的自我对话，对着镜子说几句夸自己身体的好话，如喜欢身体的哪一部分。

（3）欣赏自己身体的能力，而不是只关注外表。

（4）培养爱好，而不是只关注容貌和体型。

（5）与欣赏自己的人在一起，远离对你评头论足的人。

（6）做正念练习，让自己的身体、睡眠处于良好状态。

（7）寻求医生和心理专家的帮助。

健康术语

身体意象

身体意象是指一个人对自己外貌的想法、认知、态度、感受和行为，是一个人对自己身体的美感和吸引力的感受。

（钱　明）

28. 进食障碍 会危及生命吗

关键词：进食障碍　厌食症　贪食症

进食障碍是可能导致严重后果的精神疾病，其中的厌食症会危及生命。进食障碍除厌食症外，还包括贪食症、暴食症、回避性/限制性食物摄入障碍。

专家说

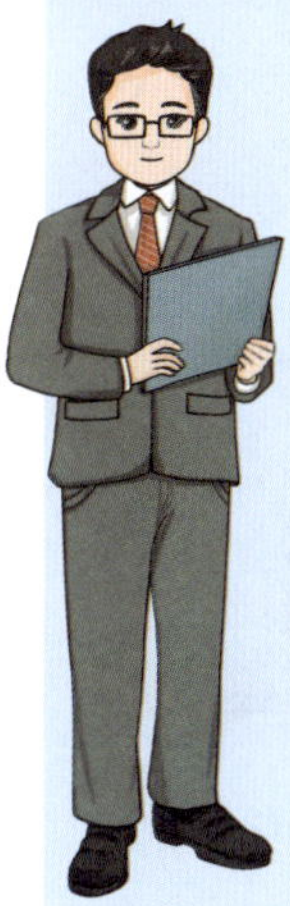

厌食症是一种极端限制进食，刻意减少热量摄入，甚至拒绝维持最低健康体重的疾病。患者往往病态恐惧增重，即使体重过低，仍强烈害怕变胖。明明很瘦，却仍觉得自己“胖”或“不够瘦”。重病者，以青菜为食，甚至还要用水涮涮后才吃，且饭后会自己催吐，并过度运动消耗身体能量。凡此种种，厌食症患者多有不同程度的营养不良，严重的营养不良会损伤全身各个系统，并随着患病时间的延长和反复发作，全身损伤更为严重，如女性发生闭经。此外，使用催吐、泻药和利尿药会引起电解质紊乱。营养不良会使患者更易发生感染，而营养不良和继发感染是厌食症死亡的重要原因。此外，厌食症会与焦虑障碍、强迫症、抑郁症、酒精和物质滥用共病，有些患者会选择极端行为。厌食症的高发人群是青少年和女性，患者的年死亡率为 5.1‰，其中的四分之一源于自杀。随访 20

年后，有 20% 的患者死亡，也就是说厌食症患者的病死率可以高达 20%。

贪食症患者的过量和快速进食，会造成胃急性扩张，食管和胃可能发生穿孔和出血，也会因大量进食而发生急性胰腺炎，严重威胁生命。贪食症患者暴食后的补偿反应会造成机体损伤，催吐或自然呕吐会造成食管炎、贲门撕裂，使用泻药、利尿药和减肥药会造成代谢障碍，心脏出现心律失常、传导阻滞、心肌炎等。贪食症患者的年死亡率低于厌食症患者，约为 1.7‰，其中有些患者也因自杀而亡。

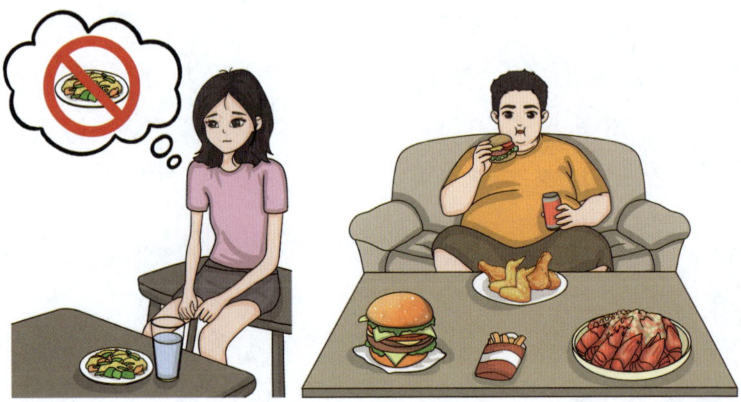

（钱　明）

29. 厌食与暴食行为背后的心理变化是什么

关键词：厌食 暴食

厌食与暴食行为的背后，深刻反映了社会文化对个体自我认知的塑造，以及人们为应对内在焦虑而采取的行为代偿机制。理解厌食与暴食不能仅停留在生理层面，还需审视其背后的社会文化背景、心理代偿与情绪调节机制的失衡。真正的干预需要社会文化的反思（如倡导身体多样性）、个体的认知重建，以及更健康的情绪管理方式。

专家说

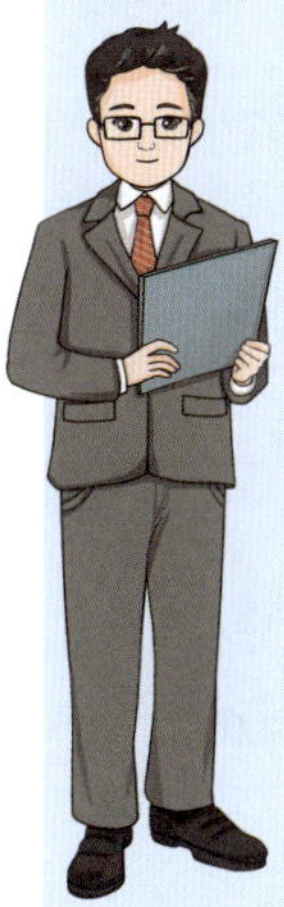

厌食的背后是现代社会文化的作用结果。尽管人们对外貌、体型、体态的追求自古就有，但现代社会更是以貌取人，树立了苗条和健硕的身材标准，媒体推波助澜。受此影响的父母、亲朋好友，常有意无意地提醒我们要注意身材，使我们头脑中形成了一面关于身材的标准镜子，并经常用此镜子检查自己现实的身体，总是觉得有差距，产生焦虑甚至恐惧情绪。为了安抚情绪，减轻焦虑和恐惧，有些人就会严格控制进食，最终发生厌食行为。厌食者不一定会发展为临床病态，但是，其中那些具有低自尊心、高度内向、固执、神经质、完美主义、强迫倾向和社交焦虑心理特征者，较容易出现临床症状。

暴食行为的背后，也是因为人群过于关注自己的体重和身材而发生的身体意象失调，当他们遇到生活工作压力引起的负面情绪时，或者无聊空虚感占据大脑时，会发生暴饮暴食。暴食者的心理变化大，情绪起伏明显。他们在暴食初始有种心理上的满足感，每次暴食后，患者会对自己未能控制住暴食而深感内疚、自我厌恶，情绪再度陷入抑郁、沮丧状态，形成恶性循环，有些人甚至会采取极端行为。

健康术语

体质指数

体质指数＝体重（kg）/ 身高的平方（m^2），正常范围是 18.5~23.9kg/m^2，小于 18.5kg/m^2 为体重过低，达到或超过 24.0kg/m^2 为超重，达到或超过 28kg/m^2 为肥胖。

（钱　明）

30. 工作这么忙，如何做才能健康减重

体重超重甚至肥胖，是仅次于吸烟的第二个可以预防的致病原因。我们要充分认识到超重会引起疾病，控制体重会促进健康，提高生活质量。认识越清楚，减重动力越强，越有助于成功减重。

专家说

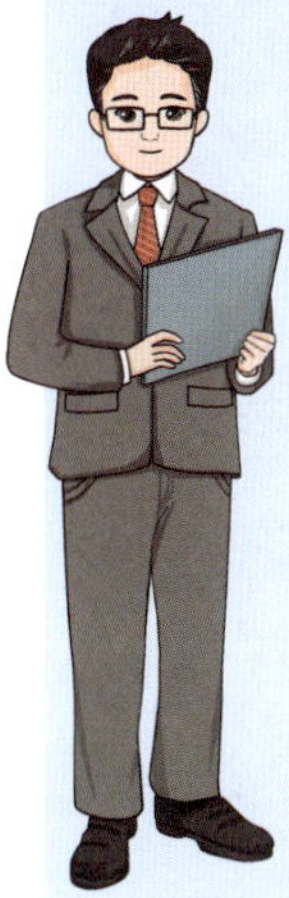

（1）**科学减重：**每周体重下降控制在 0.5~1kg 之间，重度肥胖者每月减重也不要超过 5kg，速度太快会有严重副作用。不要盲目节食，节食不当反而会出现体重增加，甚至可能导致暴食。

（2）**调整饮食和加强身体锻炼：**调整饮食时要注意补充矿物质和维生素。体育锻炼能够消耗热量，有氧运动效率高，最简单的饭前快走 10 分钟或 15 分钟，也能降低食欲，减少饭量。若为了控制高血压，可跑步 20 分钟，或轻松散步 40 分钟，坚持每周锻炼 3 次。

（3）**学会自我监控，用纸笔详细记录：**记录并分析吃饭时间、地点、食物种类、热量、每天活动量，以及自己的工作时间。确定减重目标和计划并实施，减重目标和计划要具体、可行、宽松，可以给自己设置奖励（如阶段性成功后，给自己购买预期想要获得的东西）；训练自己在特定的时间、地点进食，多享受进食的过程而非多吃。将决定告诉家人和亲友，以获取他们的理解和支持，并监督自己，有助于成功减重。

关键词 肥胖 自卑感 心理压力 减重

健康加油站

健康减重五部曲，建议用纸笔记录减重过程。

第一步，明确减重意义。记住，没有什么比健康更有价值。

第二步，评估现状。是超重还是肥胖，可利用的时间段，适合的锻炼方式，吃什么和吃多少，等等。

第三步，设定终极目标。以体质指数为目标，还可设立子目标。

第四步，获取或建立支持资源。包括医生、亲朋好友、营养师或健身教练、网上资源等。

第五步，实施计划，并持续监控实现进度，做出相应调整。持之以恒和保持信心非常重要，能帮助我们避免成功减重 - 复发 - 再减重的恶性循环。

（钱　明）

五

好好睡觉

31. 每晚**睡多少**才算睡够了

关键词

睡眠需求 睡够 日间功能

“一个人每晚睡多少才算睡够了”是一个有关睡眠需求的问题，通俗来讲，睡眠需求是个体为实现日间功能所需的睡眠量，也就是不损害第二天功能的最低睡眠量。

专家说

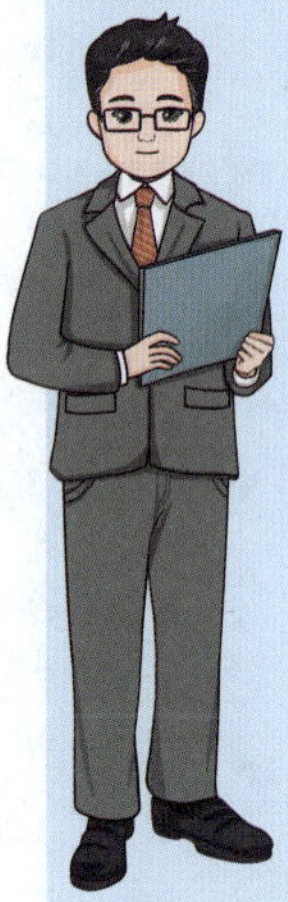

睡眠需求在不同年龄、不同个体之间差异很大。婴儿期（1 岁以内），身体和大脑飞速发育，每天通常需要睡 14~17 个小时；幼儿期（1~2 岁），需 11~14 个小时；学龄前儿童（3~5 岁），需 10~13 个小时；学龄儿童（6~13 岁），需 9~10 个小时；青少年（14~17 岁），需 8~10 个小时；成年人（18~64 岁），需 7~9 个小时；老年人（65 岁以上），需 7~8 个小时。除年龄外，个人身体状况、生活习惯和遗传因素也会影响睡眠需求。例如，运动员高强度训练时，身体疲劳度增加，睡眠需求高于常人；而部分具有特殊基因的人群，天生睡眠需求较少。

中国睡眠研究会推荐成年人每晚的睡眠时间为 7 个小时左右，但这只是较为粗略的平均值，并不意味着每个人都必须严格达到这一时长。真正衡量睡眠时间是否充足的标准，在于观察自身状态的日间功能。清晨醒来精神饱满，白天工作学习时注意力集中、思维清晰、情绪稳定，基本可判断为睡眠充足；反之，若经常困倦、记忆力减退、情绪波动大，很可能是睡眠不足。

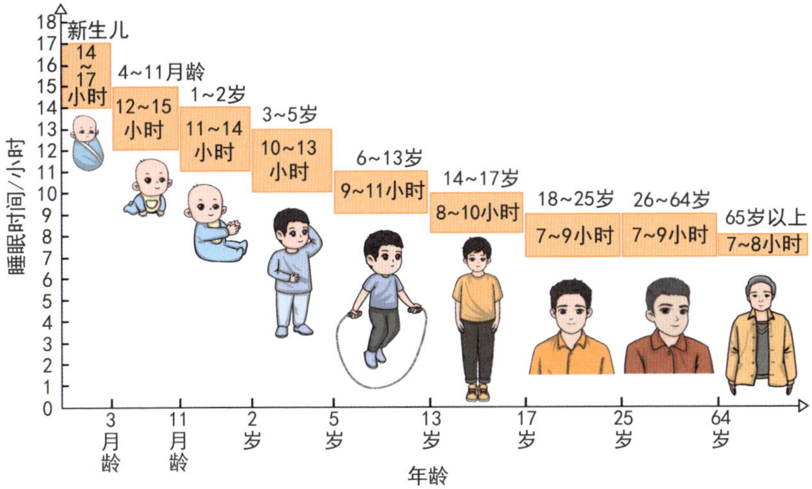

（苑成梅）

32. 如果总是**昼夜颠倒**该怎么办

关键词
昼夜颠倒 昼夜节律 生物钟

昼夜颠倒，是指个体的睡眠 - 觉醒周期与自然界的昼夜交替规律相悖，即白天睡觉，晚上清醒，是内源性昼夜节律与外部环境不同步的表现。这一现象在年轻群体、从事倒班工作或作息不规律的人群中尤为突出。

专家说

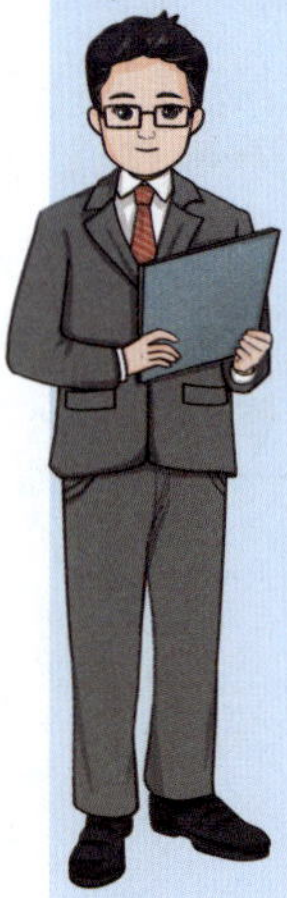

长期昼夜颠倒、睡眠节律紊乱，会引发一系列健康问题。

从生理层面来看，长期昼夜颠倒会改变褪黑素的分泌周期，导致个体想睡睡不着，想起起不来；皮质醇等应激相关激素也会失调，影响身体的应激反应和代谢功能，导致个体患心血管疾病（如高血压、心脏病）、代谢综合征（如肥胖、糖尿病）的风险均明显增加。从心理社会层面来看，昼夜颠倒会影响个体的情绪调节和认知功能，这类人群更容易出现焦虑、抑郁、注意力不集中、记忆力减退、反应迟钝等。从社会层面来看，由于昼夜颠倒者的生活节奏与大多数人不同，也会对其社交活动和人际关系带来不利影响，造成社会隔离、孤立、孤独等问题。

昼夜节律的调整需要一个比较长的过程，还需配合药物、生物制剂（如褪黑素）和行为治疗，在医生或心理治疗师的指导下逐步完成。作为个体，可以通过以下方式自我调节昼夜颠倒问题。

（1）逐步调整作息时间： 每天提前或推迟 30~60 分钟上床睡觉和起床时间，逐渐将生物钟调整到正常时间。例如，原本凌晨 3∶00 睡觉，早上 11∶00 起床，可以先尝试凌晨 2∶30 睡觉，早上 10∶30 起床，循序渐进。

（2）增加光照时间：白天多接触自然光，尤其是早晨的阳光，能有效调节生物钟。早上起床后，户外活动 1 小时，让阳光刺激视网膜，可以促进褪黑素的分泌，并向大脑传递正确的时间信号。

（3）睡前避免蓝光：电子设备发出的蓝光会抑制褪黑素分泌，睡前 1~2 小时应避免使用手机、电脑等设备，或使用蓝光过滤眼镜。

（4）营造睡眠环境：保持卧室安静、黑暗和凉爽，可以使用遮光窗帘，为睡眠创造良好条件。

（5）适度运动：每天进行 30 分钟左右有氧运动，如慢跑、瑜伽等，但要注意运动时间，避免在临睡觉前运动，以免身体过度兴奋。

健康术语

昼夜节律

昼夜节律是指生命活动以 24 小时左右为周期的变动，又被称为“生物钟”，调节人体的睡眠 - 觉醒周期、激素分泌、新陈代谢等生理过程。正常情况下，我们的生物钟与大自然的昼夜交替同步。

（苑成梅）

33. 如何建立良好的睡眠习惯

关键词

睡眠习惯　睡眠卫生

睡眠习惯，是个体在长期生活过程中逐渐形成的相对稳定的睡眠行为模式，包括上床时间、熄灯时间、入睡时间、起床时间、睡眠时长等，以及睡前、夜间或早上醒来后是否有特定的行为活动等。睡眠不需要过分追求“达标”睡眠时间，只需要睡到能恢复第二天的精力即可。在床上花费过多时间，会导致入睡困难、片段睡眠和浅睡眠，而限制在床时间能帮助整合和加深睡眠。

专家说

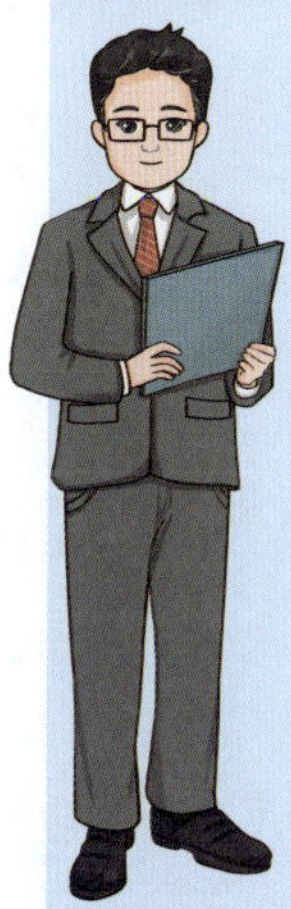

良好的睡眠习惯并非一蹴而就，需要持之以恒地坚持。为了养成良好的睡眠习惯，建议从以下方面做起。

（1）1 周 7 天，每天都在同一时刻起床。起床时间是形成稳定“生物钟”的关键。无论你睡了多久，第二天都在同一时间起床，会逐渐改善入睡困难，形成固定就寝时间。

（2）规律锻炼，体育锻炼能帮助减轻入睡困难并加深睡眠。推荐每周进行 4 次以上、每次 30 分钟以上有氧运动，但不要在睡前 3 小时内进行体育锻炼。

（3）舒适、安静的睡眠环境能帮助减少夜间觉醒。确保卧室很舒适且不受光线和声音的干扰。

（4）确保卧室夜间的温度适宜，环境过冷或过热都可能影响睡眠。

（5）规律进餐，且不要空腹上床。过饥或过饱都可能影响睡眠，睡前进食少量零食（尤其是碳水化合物类）能帮助入睡，但应避免摄入过于油腻或难消化的食物。

（6）避免就寝前喝太多水或饮料，以免夜间频繁起床上厕所。

（7）减少所有咖啡类兴奋物质的摄入。咖啡类饮料和食物会引起入睡困难、夜间觉醒及浅睡眠，应避免在下午或晚上摄入咖啡因。

（8）避免在夜间饮酒，饮酒会引起夜间觉醒。

（9）尽量不要于夜间吸烟，夜间吸烟可能会加重失眠。

（10）不把问题带到床上，临睡前的烦恼、思虑会干扰入睡，并导致浅睡眠。建议找一个其他的专门时间（如午饭后、晚饭后），来解决自己的问题。

（11）不要努力入睡，睡眠在身心放松的情况下才会发生，越努力尝试入睡，往往会适得其反。睡不着的时候可以打开灯，离开卧室，做一些让自己放松的事情，当感到困倦时再上床。

（12）不要反复看时间，反复看时间会引起挫败感、愤怒和担心，这些情绪会干扰睡眠。

（13）避免白天打盹，白天保持清醒状态有助于夜间睡眠。若午睡，建议不超过 30 分钟。

健康术语

睡眠卫生

睡眠卫生指一系列为了促进良好睡眠而采取的行为和环境优化措施，涵盖睡眠环境营造、作息规律维持、睡前行为规范等多个方面。

（苑成梅）

34. 失眠是精神心理问题的征兆吗

失眠指尽管有合适的睡眠机会和睡眠环境，依然对睡眠质量或睡眠时长感到不满意，且出现一系列相关症状。具体表现为入睡困难，通常指入睡潜伏期超过 30 分钟；睡眠维持障碍，夜间觉醒次数≥ 2 次，或者凌晨早醒；睡眠质量下降，睡眠浅、多梦，晨起后感觉未得到充分休息；总睡眠时间减少，通常少于 6 个小时。这些症状持续存在，会对日间功能产生明显影响，如导致疲劳、注意力不集中、记忆力下降、情绪波动等。

专家说

失眠是否为精神心理问题的征兆，不能一概而论。有些患者就是单纯的失眠，并没有精神心理问题。但很多情况下，失眠与精神心理问题相互影响。

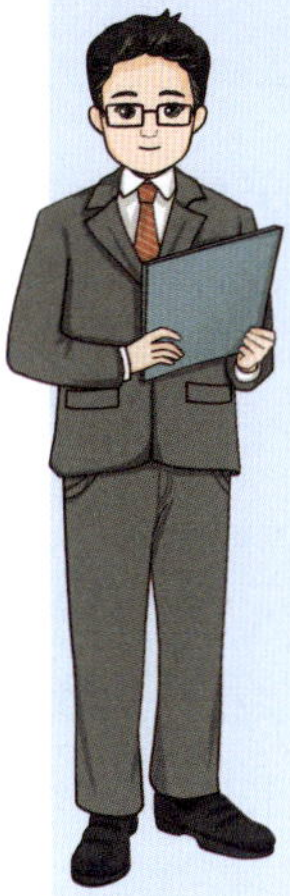

一方面，失眠是精神心理疾病的常见症状。多项研究表明，精神心理疾病患者中，失眠的发生率远远高于正常人群。另一方面，失眠增加精神心理问题的患病风险。长期失眠会打乱人体生物钟，影响神经递质的分泌和调节，降低大脑的认知功能，影响注意力、记忆力和决策能力，进一步加重精神心理负担，形成恶性循环。

但也有些患者就是单纯的失眠，并没有精神心理问题。当出现长期、严重的失眠时，应及时关注精神心理状态，必要时可寻求专业医生的帮助，通过综合评估和干预，打破失眠与精神心理问题之间的不良循环，促进身心健康。

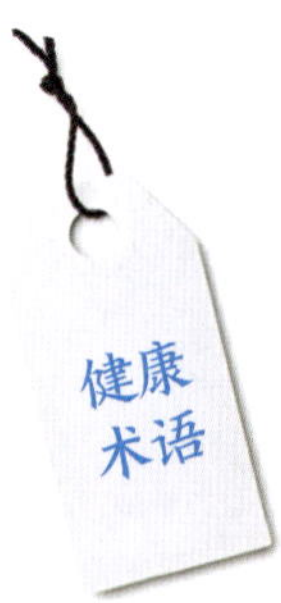

精神心理问题

精神心理问题涵盖广泛，指在各种生物学、心理学以及社会环境因素影响下，大脑功能失调，导致认知、情感、意志和行为等精神活动出现不同程度障碍的一类疾病。常见的精神心理问题有 20 大类，包括抑郁症、焦虑症、精神分裂症、强迫症等。

（苑成梅）

35. 平时**熬夜**，周末**补觉**能补回来吗

关键词

熬夜　补觉

在快节奏的现代生活中，熬夜似乎成了许多人的常态。工作日里，为了完成工作任务、应对各种事情，很多人总是睡得很晚，想着在周末睡个懒觉，把平时缺失的睡眠补回来就完事大吉了。但这种做法真的可行吗？答案是否定的。

专家说

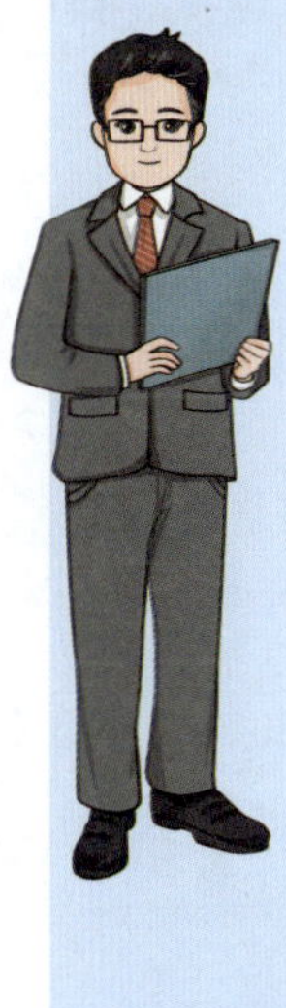

我们先来了解一下熬夜的危害。从生理角度来看，熬夜会打乱人体正常的生物钟，而生物钟紊乱会导致身体多个器官的节律失调，从而引发一系列健康问题。例如，熬夜时，褪黑素分泌量减少，导致睡眠质量下降，难以进入深度睡眠状态。长期熬夜还会影响免疫系统。一项发表于 *Nature* 杂志的研究表明，睡眠不足会抑制免疫系统，使身体抵抗力变弱，更容易生病。

熬夜对心血管系统的影响也不容小觑。熬夜时身体处于应激状态，交感神经兴奋，释放肾上腺素等激素，导致血压升高。根据 *Circulation* 杂志的研究，长期熬夜者患高血压的风险比正常作息人群高 30%。此外，长期熬夜还会使心脏负担加重，增加心律失常、冠心病等心血管疾病的发病风险。

那么，周末补觉能消除上述不良影响吗？对于因短期熬夜导致的疲劳，补觉可以让身体得到休息，缓解疲劳感，使精神状态有所恢复。然而，补觉并不能完全弥补长期熬夜带来的损害。即使周末补觉，之前熬夜造成的生物钟紊乱也难以迅速恢复。而且，补觉的时间和方式如果不恰当，还可能产生负面影响。例如，周末过度补觉，一觉睡到中午甚至下午，会进一步打乱生物钟，导致晚上难以入睡，形成恶性循环。而且，补觉也无法消除熬夜对心血管系统和免疫系统已经造成的伤害。因此，虽然周末补觉有一定作用，但无法完全抵消平时熬夜的危害。

健康加油站

要保持健康睡眠，最根本的还是养成规律的作息习惯。每天尽量在相同的时间上床睡觉和起床，保证充足的睡眠时间，才是维持身体健康的最佳方式。难以避免必须熬夜时，第二天可以适当补觉，但时间不宜过长，一般 2~3 个小时即可，同时要注意后续几天尽快调整作息，回归正常睡眠节律。

（苑成梅）

36. 那些**沾枕头就睡**的人，做对了哪些事

关键词

睡眠潜伏期 睡眠动力

你是否曾经躺在床上翻来覆去，数着绵羊却始终无法入睡？“沾枕头就睡”是很多人梦寐以求却又无法企及的事。“沾枕头就睡”意味着睡眠潜伏期很短，通常与较强的睡眠动力和稳定的生物节律有关。

专家说

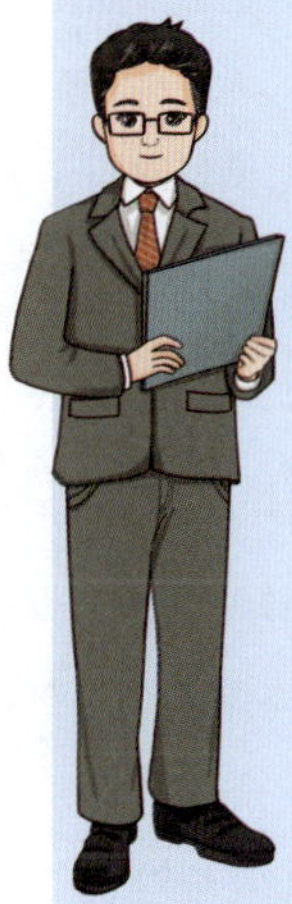

要培养“沾枕头就睡，见床就困”的习惯，需要去除干扰睡眠的因素，强化床、卧室与睡眠之间的条件反射。具体可以从以下几方面做起。

（1）放松心态：相信睡眠是一件自然而然的事情，避免睡前过度思考。如果无法放松或停止思考，可以尝试听一些引导放松的音频，专注于音频内容，从而分散注意力，帮助入睡。

（2）规律作息：给自己制定规律的作息时间，每天尽量在相同的时间上床睡觉，并在相同的时间起床，即使是在周末也不要有太大的时间差异。长期坚持规律作息，身体会逐渐形成稳定的生物钟，到了睡觉时间，身体自然就会进入放松状态，体内褪黑素分泌加快，自然而然产生睡意。

（3）避免白天过长时间的午睡：午睡时间过长可能会干扰夜间睡眠，建议将午睡时间控制在 20~30 分钟，这样既能缓解疲劳，又不会影响晚上的睡眠。

（4）不在床上做与睡眠无关的事：床只用于睡觉，让床成为困倦的信号灯，形成床与睡眠的条件反射。别把床当成多功能休闲区，床是睡觉的专属圣地，不是看手机、看电视或阅读的地方。

（5）睡不着就起床，再有睡意时再回到床上：如果上床后15~20分钟还在辗转反侧，别强求，起床离开卧室，去做些放松的事，如冥想或听轻音乐，等到困意再次袭来时，再回到床上。经过反复练习，大脑会自动把床和困倦联系在一起，看到床就会不自觉地想睡觉。

（6）创造舒适睡眠环境：保持卧室安静、黑暗，以及适当的温度和湿度。可以使用耳塞、隔音窗帘或白噪声来减少外界噪声干扰。

（7）增加睡眠动力：每天坚持活动30分钟到1个小时，如快走、慢跑、游泳等，这些活动能增加能量消耗，积攒睡眠动力。到了晚上，身体会自动向你发出“我要睡觉”的信号，更容易入睡。

健康术语

睡眠潜伏期

睡眠潜伏期是从关灯（准备入睡）到真正进入睡眠所花费的时间，是衡量睡眠质量的重要指标之一，正常情况下不应超过30分钟。

（苑成梅）

37. 总是做特别**焦虑**的**梦**该怎么办

关键词

梦　焦虑　调节方法

其实每个人都会做梦，梦多发生在快速眼动睡眠时期（做梦睡眠）。正常人每夜快速眼动睡眠时期占整夜睡眠的 20%~25%，也就是说人每晚大约有 1/4 的时间在做梦。很多人说自己没做梦，其实只是没记住做的梦而已。做梦，实际上是记忆加工、存储、修复、缓解情绪的过程。

专家说

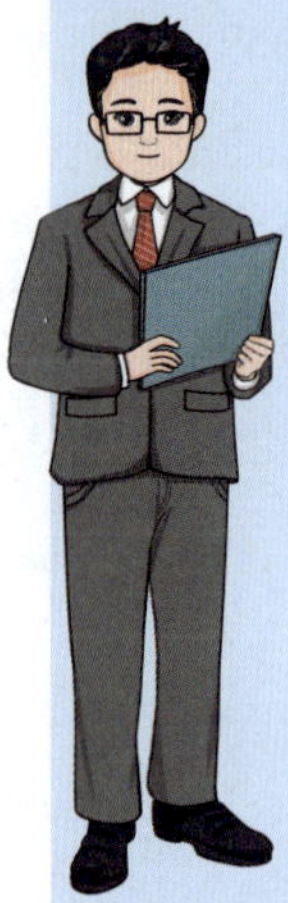

俗话说："日有所思，夜有所梦"。焦虑的梦大多与日常生活压力、心理负担或未解决的问题有关，晚上可能会在梦中以各种形式表现出来。一晚上梦多，说明夜间醒来次数很多，而且正好是在快速眼动睡眠时期（做梦睡眠）醒来，也是睡眠质量不佳的表现。那么，如何减少这种焦虑的梦呢?

（1）培养良好的睡眠习惯：例如，通过减少卧床时间，提高睡眠质量，减少夜间醒来的次数；避免在睡前观看刺激、压抑等相关的视频或小说。

（2）白天可适当做一些有氧运动：例如，瑜伽、慢跑、跳舞等，每天 30 分钟，每周 3~5 次。运动有利于睡眠质量的提高，但在睡前 3 小时内尽量避免剧烈运动。

（3）学会察觉自己的焦虑情绪，了解焦虑情绪产生的原因： 可通过写日记的形式，将压力写在本子上，同时尝试从积极的角度思考问题。

（4）采用健康合理的方式来宣泄情绪： 例如，艺术创作、唱歌，与信任的朋友、亲人交谈等，他们的支持、理解和安慰有助于缓解焦虑。

（5）多练习放松训练： 例如，深呼吸，即慢慢地吸气再缓缓地呼气，让身体和思绪逐渐平静下来；冥想练习，专注于当下的感受，排除杂念，缓解焦虑。

健康加油站

人的睡眠会分周期，可分为快速眼动（rapid eye movement，REM）睡眠和非快速眼动（non-rapid eye movement，NREM）睡眠。梦境主要发生在 REM 睡眠阶段，这一阶段与记忆整合、情绪调节及创造性思维等高级认知功能密切相关，是评估睡眠质量的关键指标之一。

（谭立文）

38. 哪种性格的人容易失眠

关键词：失眠　性格

失眠是指尽管有合适的睡眠机会和睡眠环境，仍然对睡眠质量不满意。失眠的因素有很多，目前学术界比较有影响力的解释失眠原因的模型是美国纽约市立大学心理系的 Spielman A J 提出的“3P 模型”，失眠的病因主要有三方面因素，即素质因素、诱发因素和维持因素。这三个因素的英语单词都以“P”开头，所以简称为“3P 模型”。

专家说

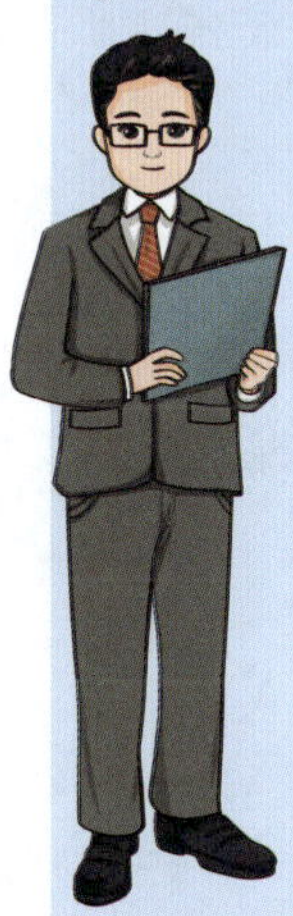

素质因素是指预先存在的脆弱因素，增加最终失眠的风险，包括生物、心理、社会因素。其中性格特征就是心理因素，那么哪种性格的人更容易失眠呢？

（1）有焦虑性格特点的人，遇到各种事情容易紧张、过度担忧，经常预想一些还未发生的负面结果。当人焦虑时，身体会处于一种相对亢奋的状态，不符合入睡时身体放松的要求，进而干扰正常睡眠。

（2）追求完美的人往往对自己各方面有极高的要求，无论是工作任务、学习成果还是生活中的细节等，都期望做得很好。睡眠本来就不是一成不变的，当对睡眠要求很高时，神经容易紧绷，就容易出现失眠。

（3）敏感多疑的人，往往对外界刺激有较强的感知能力。例如，与身边人发生矛盾或者日常出错等类似事情发生后，他们会长时间沉浸在自己的负面思维里，在入睡前反复思考，让大脑处于兴奋状态，难以平静，从而无法进入睡眠状态，最终导致入睡困难、浅睡眠或多梦等失眠现象。

（4）犹豫不决的人，在面对选择时很难果断地做出决定，当某段时间发生一些事情时，可能在晚上睡觉时也躺床上思考这些事情，导致难以入眠。

（谭立文）

关键词

安眠药 失眠 成瘾

39. 可以长期靠**安眠药**来**改善睡眠**吗

可以长期靠安眠药来改善睡眠吗？答案是否定的。当失眠严重影响日常生活时，可以在专业医生的指导下短期服用安眠药，如果长期服用安眠药，可能会产生耐药性，如果使用不当甚至会出现药物滥用或成瘾现象。

专家说

如何避免安眠药成瘾

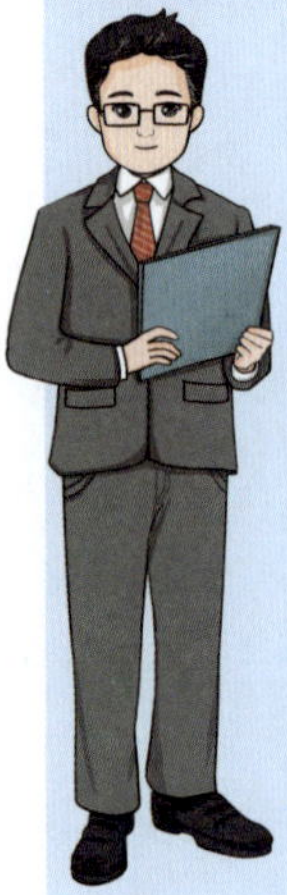

（1）不宜长期使用同一种安眠药：如果使用某种安眠药持续一个月，需要及时到医院找专业的医生进行评估。

（2）小剂量用药：有些患者会根据自己的情况，自行加药。切记不能自行加药，否则会增加成瘾风险，应尽可能使用小剂量来改善睡眠。如果效果不理想，建议在医生指导下换药。

（3）按需要用药：如果睡眠得到很大改善，偶尔存在预期入睡困难或者躺在床上超过 30 分钟无法入睡、第二天又有很重要的事情，可以按照需要用药。

（4）间断用药：如佐匹克隆、右佐匹克隆、唑吡坦等非苯二氮䓬类药物，可以选择“周末戒药法”，因为周末没有重要的事情，心理压力减小，容易入睡，同时可以增加我们对睡眠恢复的信心。

如何恢复自然睡眠

（1）建立良好的睡眠习惯，包括白天不卧床休息，晚上不提前上床，在有睡意的时候再上床，早上固定时间起床，白天尽自己的能力工作和运动。

（2）了解减药过程会出现的现象，不被睡眠波动所影响，在减药或停药过程中，失眠会反复，或者出现心慌、出汗、烦躁等，这是很正常的现象，一般 3~7 天可缓解。

（3）养成良好的睡眠心态，睡眠是一种自发、可逆的周期状态，睡觉的能力是上天赋予我们的本能，我们总会拥有睡觉的能力。

健康加油站

除了药物，还有其他方法能改善失眠吗

失眠认知行为治疗（cognitive behavioral therapy for insomnia，CBT-I）是一种很有效的非药物失眠治疗方法，它也是治疗慢性失眠的首选方法。通过改变对睡眠问题存在的不合理信念和调整睡眠的不适当行为达到治疗目的，让我们知道如何做能更好地睡觉。

（谭立文）

六

好好生活

40. 长期压力山大对身心健康有什么影响

关键词

压力 应激 身心健康

适度的压力能激发身心活力，为成长助力，而过度的压力则会扰乱生理功能，引发心理问题，损害身心健康。

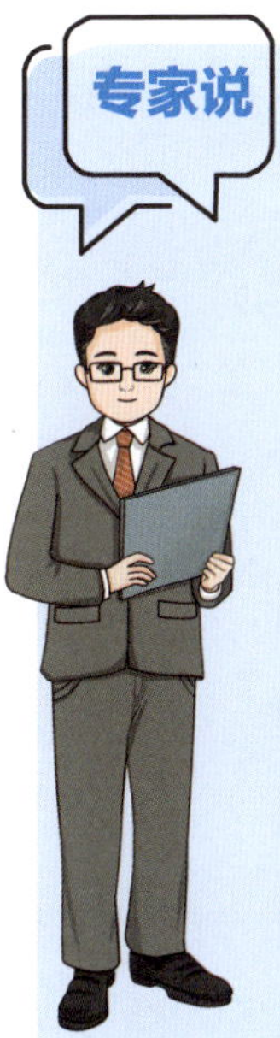

长期压力就像身体里的“警报器”一直响个不停，如果不及时调整，可能引发全身“故障”。

对身体的影响：各系统“超负荷运转”

（1）心血管系统：压力可引发心率加快、血压升高等暂时性身体反应，而长期持续存在的压力则可对血管健康产生负面影响，血管像被反复拉伸的皮筋，逐渐失去弹性，增加罹患高血压、心律失常、心脑血管疾病的风险。

（2）消化系统：长期压力可能引发或加重消化系统问题，如消化不良、胃痛、胃胀、胃溃疡等。

（3）免疫系统：压力能降低人体的免疫功能，使人体对细菌、病毒等病原体的抵抗力减弱，更容易生病，且患病后恢复时间可能延长。

（4）神经系统：长期压力可引起头痛、头晕、失眠、多梦等症状。

（5）泌尿及生殖系统功能：导致尿意频繁、月经不调、性欲下降等影响生殖健康的问题。

（6）其他：长期高压人群的细胞衰老更快，皮肤容易长痘、长皱纹，还容易出现肌肉紧张和疼痛等。

对心理的影响：陷入“恶性循环”

（1）情绪失控：容易出现焦虑、抑郁、烦躁、易怒等负面情绪，情绪波动较大，难以保持平静和稳定。

（2）脑子“转不动”：会导致注意力难以集中，记忆力下降，思维变得迟缓、僵化，决策能力也可能受到影响。

（3）行为回避：可能出现逃避现实、拖延、滥用药物或酒精等行为。

长期压力不是“忍忍就过去”，它可能会悄悄摧毁我们的健康防线。因此，要及时通过运动、冥想、社交等方式减压，必要时寻求专业心理咨询或治疗，定期检修身体“报警器”，才能维护好自身健康。

（王雪梅）

41. 如何提高压力管理能力

关键词：压力　压力管理

在心理学中，压力也称“应激”，是人在面对困难、挑战或变化时，内心产生的一种“紧绷感”或“累得慌”的状态。这种状态既可能让人焦虑、烦躁，也可能激发人应对问题的动力。此外，压力也指使人感到紧张的事件和环境刺激，从这种意义上讲，压力实际指的就是压力源。

专家说

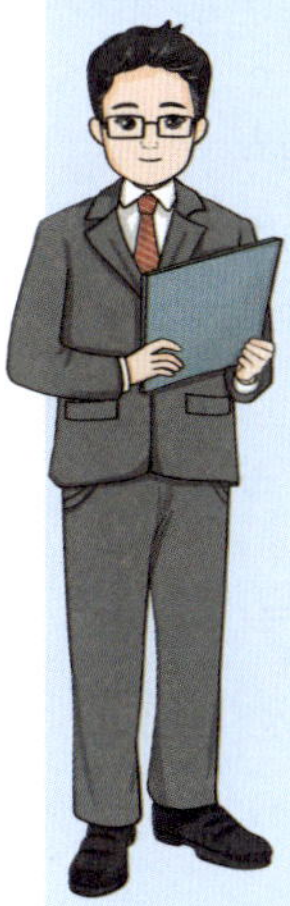

压力管理的目的不是消除压力，而是建立“压力 - 恢复”的动态平衡。压力就像弹簧，不能一直压，也不能完全松，要提高个体对压力的耐受性和复原力，将压力转化为成长的动力。

（1）压力管理的科学基础：心理学研究表明，适度的压力能激发动力，但长期高压会损害身心健康。根据“压力与效率的平衡点”理论，压力与效率呈倒 U 型关系，适度的压力可提升表现，但过载会导致效率骤降。例如，学生备考时，适度紧张能集中注意力，但长期熬夜学习反而会使记忆力下降、情绪焦躁，更容易导致考试失利。

（2）压力管理的方法：可以通过书写“压力日志”来识别压力源，了解压力事件与个体的情绪、反应之间的关系，将精力集中在解决可控的压力上，如身体紧张、时间管理等，可以通过呼吸调节、身体扫描冥想、渐进式肌肉放松等方式缓解身体紧张。此外，通过制定合理的日程安排，优先处理重要和不紧急的任务，每天给自己预留 20% 的缓冲时间来加强时间管理，同时接纳其不可控的部分（如别人的看法等）。

健康加油站

避免管理压力过程中的常见误区

（1）通宵刷剧：避免用娱乐逃避压力，如通宵刷剧。可以做一些主动放松的活动，如瑜伽、散步。

（2）贴标签——我抗压能力差：避免过度自我批评，要认识到压力是正常反应，自己在努力调整。例如，考试失利时，把“我真没用”换成“这次发现了薄弱点，下次就能进步”。

（3）一次性解决所有问题：压力就像一团乱毛线，要一点点梳理，避免试图一次性解决所有问题，可以试着拆解任务，每周聚焦 1~2 个小目标进行调整。

（王雪梅）

42. 遇到重大困难或挑战时，如何进行压力管理

重大困难像一场暴雨，压力管理不是等待天晴，而是学会为自己撑伞。通过稳住身体、重构认知、行动调整，每个人都能在挑战中“升级”心理防护盾。

关键词：困难　挑战　压力管理

专家说

遇到重大困难或挑战时，如何进行压力管理

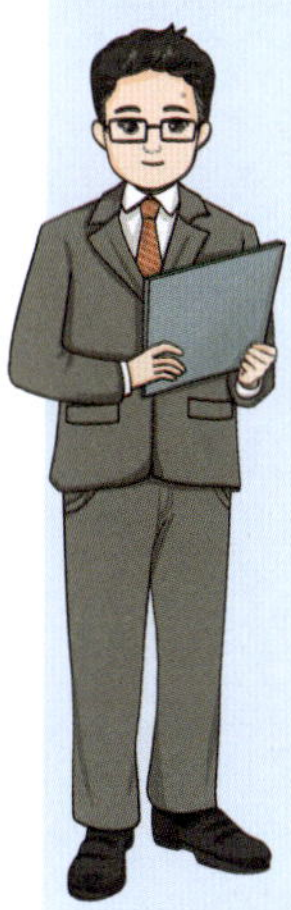

（1）**调整心态与认知**：把重大困难或挑战视为成长和学习的机会，接纳结果的不确定性。要明白，遇到重大困难或挑战时，结果往往是不确定的，这是很正常的。

（2）**制定计划和行动**：将大的挑战分解成一个个小的任务和目标，然后为每个小目标制定合理的计划和时间表。按照计划积极行动，每完成一个小任务，都会增加成就感和自信心，从而减轻压力。

（3）**身心调节与放松**：通过运动、深呼吸、冥想、渐进性肌肉松弛等方式来放松身体，也可以通过听音乐、看电影、与朋友倾诉、写日记等方式来宣泄情绪，缓解压力带来的负面情绪。

（4）寻求支持与帮助：与家人、朋友、同事交流，分享自己的感受和面临的问题，他们可能会提供情感支持、建议或实际帮助，减轻你的压力。如果压力过大仍无法缓解，可以寻求专业心理咨询师的帮助，通过专业的方法和技巧，帮助应对压力和调整心态。

健康加油站

缓解焦虑情绪的放松技巧

（1）呼吸放松法：找个舒适的位置坐下或躺下，将手放在腹部。用鼻子慢慢吸气，让腹部隆起，感觉气息充满整个腹部，再用嘴慢慢呼气，感受腹部逐渐收缩。重复此过程，每次呼吸持续 5~10 秒，连续进行 5~10 分钟。

（2）正念冥想：选择安静的环境，闭上眼睛，专注于自己的呼吸或一个特定的词语、形象，排除杂念，当思绪飘走时，轻轻将注意力拉回专注的对象上，冥想 10~15 分钟。也可以借助一些冥想音频或引导语，跟随其描述想象自己身处宁静、美好的场景中，如海边、森林等，让身心在想象中得到放松。

（3）渐进性肌肉松弛：从脚部开始，先紧绷脚部肌肉几秒钟，然后突然放松，感受肌肉紧张与放松的差异。然后依次对小腿、大腿、臀部、腹部、胸部、手臂、肩膀、颈部和面部的肌肉进行同样操作，每个部位重复 2~3 次。

（王雪梅）

43. 现在环境如此**内卷**，如何找到自己内在的**松弛感**

关键词

内卷　竞争　松弛感

近些年，“内卷”成为现代社会竞争状态的一种生动写照。无论是晋升压力，还是教育领域的竞争，都让人感受到前所未有的紧迫感。在内卷竞争的初级阶段，对鼓励个人或集体参与竞争有重要的促进作用，但随着竞争日益激烈，内卷进一步演变成内耗。

健康术语

内卷

最初由人类学家提出，描述一种社会或经济模式发展到一定阶段后陷入停滞，个体投入增加但收益递减的现象。在当代语境下，内卷主要指过度竞争导致资源浪费与效率低下。

松弛感

一种不刻意迎合、不自我苛责的心理状态，表现为对生活的从容接纳。核心是“允许发生”，如允许犯错、允许休息、允许失败。

专家说

如何在内卷的环境中，找到内在的松弛感，实现身心平衡与成长

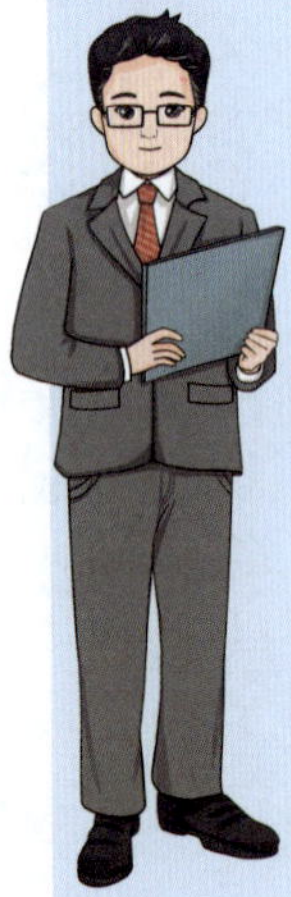

（1）松弛感的核心：从“紧绷”到“不较劲”

在高压的“内卷”环境中，松弛感并非躺平或放弃，而是一种对生活的从容态度，表现为“允许自己出错”“接纳不完美”“减少自我苛责”。研究发现，松弛感与个体的“心理韧性”密切相关，能降低焦虑水平，减少身心疾病的发生风险，并提升人际关系质量。

（2）认知重评：将压力转化为成长动力

通过调整对事件的看法改变情绪反应。例如，将“被批评”解读为“改进机会”而非“人格否定”，被老师当众批评时，默念“他在帮我改进，而不是讨厌我”，通过“心理弹幕法”来化压力为动力。

（3）构建“压力免疫系统”

长期压力会引发一系列身心反应，而松弛感通过调节认知和行为，形成“压力缓冲带”。在身体层面可以通过正念冥想、深呼吸让身体从“战斗模式”切换到“休息模式”，恢复身体平静。在心理层面，可以通过接纳“不完美”，减少内耗，将注意力从“结果”转向“过程体验”。

（王雪梅）

44. 如何提高自己的
心理韧性

关键词

心理韧性　个人成长

人生之路，并非坦途，每个人都会遇到风雨和挑战。面对这些不可避免的困境，心理韧性成为我们坚实的后盾，不仅能够帮助我们更好地应对生活中的困境，还能促进个人成长和全面发展。

专家说

如何认识和提高自己的心理韧性

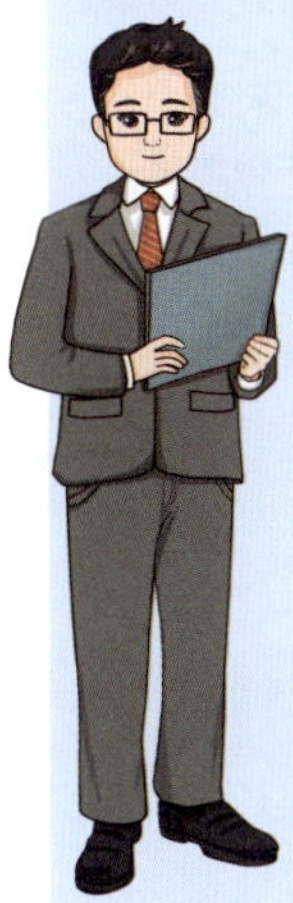

（1）心理韧性：内在因素和外在因素共同作用的结果

影响个体心理韧性的因素是多方面的，有先天的内在因素，包括个体的智力、气质、人格类型等；也有外在的环境因素，包括家庭环境中的父母关系、父母心理健康状态、教养方式等，学校氛围、学校的归属感、良好的同伴关系等，以及社区的治安、各类服务等。

（2）积极的自我认知：了解自己的优势，接纳自己的不足

进行自我探索，清楚自己的优点、特长和兴趣爱好，可以试着画一张“优势挖掘表”，画出自己的 3 个优势，并标注用这个优势解决过的问题。在面对困难

时，利用自身优势去应对，可以增强自信心。认识到自己的不足之处并接纳它们是心理韧性的重要体现，“人无完人”，不要过分自责，思考如何改进或规避这些不足带来的影响。

（3）培养成长型思维：化挫折为动力

将失败视为学习机会，对新事物、新挑战保持开放和好奇的态度，勇于尝试，在不断探索中锻炼自己应对变化的能力。用“我能从中学到什么”代替“我做不到”的消极思维。例如，考试失利后分析错题原因，而非否定自身能力。

（4）设定目标与规划：明确目标，制定计划

制定清晰、可实现的目标，无论是短期还是长期目标，都能为你提供方向和动力。当你朝着目标努力时，会更有成就感，心理韧性也会得到增强。将大目标分解为小步骤，制定详细的计划，并按计划行动，有助于有条不紊地应对困难，并在实现一个个小目标的过程中积累信心。

健康术语

心理韧性

心理韧性，也被称为心理弹性、抗逆力、复原力、回弹力等，是指个体在面对生活中的压力、挑战或逆境时，能够保持积极的态度，快速恢复和适应的能力。心理韧性被视为一种积极的适应力，逆境中的一种成长力。

（王雪梅）

45. 怎样培养**乐观**的**心态**

乐观的心态是积极看待事物，将成功归因为自身努力，将失败归因为可改变因素，凭借强大心理韧性在困境中迅速恢复并持续成长的心理特质。

关键词

乐观　积极归因　心理韧性

专家说

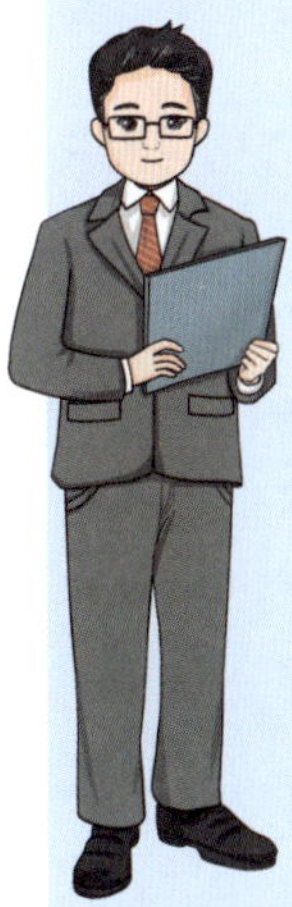

心理学家马斯洛说：“心态改变，态度跟着改变；态度改变，习惯跟着改变；习惯改变，性格跟着改变；性格改变，人生就跟着改变。”面对困境，有些人选择消极抱怨，心存怨怼，而有些人则能以乐观的心态积极应对。

（1）乐观不是天赋，而是“心理肌肉”

心理学家马丁·塞利格曼提出“习得性乐观”理论：乐观心态可以通过后天训练强化。研究发现，乐观者面对挫折时，更倾向于将困难视为“暂时的、局部的、可改变的”，而非“永久的、普遍的、不可控的”。例如，悲观者会将考试失败归因为“我太笨”（永久性、整体性）；而乐观者会将其归因为“这次没考好是因为复习方法不对”（暂时性、可调整）。

（2）认知行为治疗（CBT）：改写“心理剧本”

通过练习“认知重构”，将灾难化思维转化为灵活视角，可逐步建立乐观的思维模式。例如，当个体被朋友误解时，可能会出现消极信念，类似“所有人都讨厌我”，继而出现回避社交表现。如果是积极信念，如“可能沟通有误会，我可以澄清”，就会主动解决问题，从而保持心态平和。

（3）大脑的“乐观开关”：神经可塑性

脑科学研究证实，长期积极思维能改变大脑结构。例如，积极训练可增强对情绪中枢（杏仁核）的调控能力，减少焦虑。完成小目标、记录感恩日记（如每天记录 3 件值得感恩的小事）等，能够强化“快乐 - 行动”的正向循环。

健康术语

习得性乐观

习得性乐观是指通过学习和训练，培养出一种乐观的解释风格和思维方式，从而更积极地应对生活中的挑战和困难。核心是“将失败归因于外部、暂时、可控因素”，关注生活中的积极方面。

神经可塑性

大脑通过重复练习形成新神经连接的特性。例如，长期感恩练习可增强与幸福感相关的脑区活跃度。

（王雪梅）

46. 如何治愈我的“拖延症”

关键词

拖延　时间管理

拖延这一现象在我们的学习、工作和生活中普遍存在，几乎每个人都或多或少地有过拖延行为。

专家说

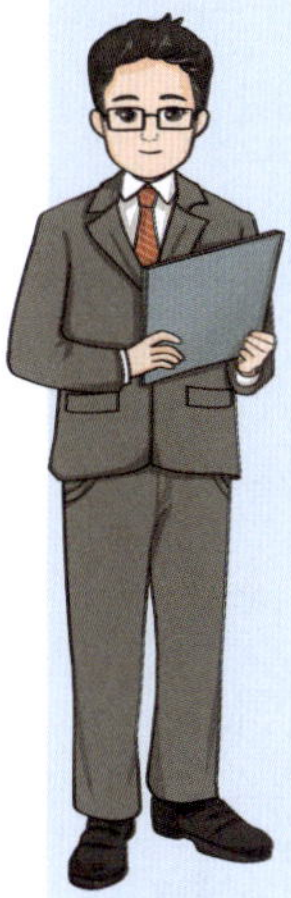

（1）拖延的真相：脑的“时间陷阱”

心理学中的“时间不一致理论”指出，人类大脑更倾向于选择“当下舒服”而非“未来受益”。例如，“今天先刷手机，明天再学习”，大脑会高估明天的执行力，低估拖延的代价；“家务堆到周末再做”，把任务视为“痛苦大山”，触发逃避反应。拖延就像和“未来的自己”签订不平等条约，即现在的你享受轻松，未来的你承受压力。

（2）拖延的“心理燃料”：自我效能感不足

自我决定理论发现，当人感到任务超出自身能力（如论文太难写），或缺乏自主性（如被迫做不喜欢的工作）时，拖延风险飙升。反之，若将任务与个人价值联结（如学习是为了探索兴趣），行动力就会显著提升。

（3）神经科学视角：多巴胺的“奖赏陷阱”

拖延时刷手机、吃零食等行为会快速刺激多巴胺分泌，形成“拖延 - 短暂快乐 - 更严重拖延”的恶性循环。打破循环的关键是用“可控奖励”替代“放纵奖励”，例如，学习 1 个小时后，奖励自己听一首喜欢的歌（而非无节制地刷视频）。

健康加油站

克服“拖延症”带来的负罪感小贴士

（1）接纳自己的情绪和行为：正视负罪感，接受不完美，明白完成比完美更重要。每个人都有拖延的时候，不要对自己过于苛刻，允许自己在成长过程中逐步改进。当开始自责时，默念“人人都会拖延，现在开始做 5 分钟就好”。

（2）分析拖延的原因：找出根源，制定对策。思考自己拖延的深层次原因，根据原因制定相应的解决办法。如果因为缺乏兴趣（无聊型），可以尝试寻找任务中的有趣点或与自己目标相关的部分；如果因为任务艰巨（畏难型），可以拆解任务，规划小目标，并重新规划时间安排。

（3）采取行动弥补拖延：立即行动，调整计划。从最简单的步骤开始，逐步推进任务。如想要跑步不拖延，就先穿上鞋，走下楼。

（王雪梅）

第二章

润养关系

一

人际关系的酸甜

1. 什么是**有效沟通**

有效沟通是指在交流过程中，信息能够被发出者清晰地传达，被接收者准确地理解，同时也强调沟通过程中的双方能够相互尊重、建立信任、关系和谐，在情感上取得共鸣，在认知上求同存异。

关键词

沟通技巧　共同目标　积极倾听

专家说

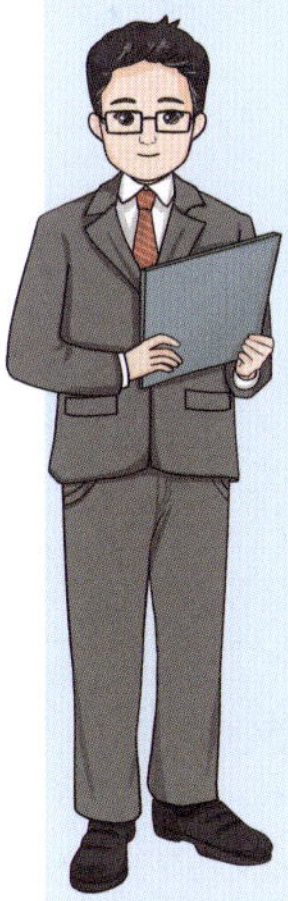

交流过程中增加有效沟通的技巧

（1）共同目标设定：在明确沟通目的的同时尊重个体差异，运用同理心进行换位思考，尝试从对方的角度理解问题，考虑对方的需求、感受、情绪状态，制定兼顾双方诉求的沟通目标。

（2）积极倾听：在表达自己的观点前，先给对方提供表达的空间，通过专注的眼神与表情，以及对对方所述内容的适时询问、确认、总结，表示你正在积极接收和理解对方传达的信息。

（3）呈现客观观察：为了帮助双方对需要沟通的内容达成共识，保持信息一致，请客观描述事实，减少主观评判，如用“我发的信息过了三个小时还没有被回复”来代替“你根本不关心我”，用“你今天洗的衣服还没有叠”来代替“你怎么这么懒”。

（4）表达感受与需求：使用第一人称“我”来表达主观感受与需求，如用“我感到生气”来代替“你怎么总是惹我生气”，用“我希望能和你有更多聊天交流的时间”来代替“你怎么整天就知道打游戏”，尽量避免让对方感觉受到指责与攻击，从而产生愤怒、委屈、烦躁等阻碍沟通过程的负面情绪。

（5）提出请求与协商：以温和的方式提出请求，同时鼓励对方进行表达与反馈，双方协商，而不是单方面强硬地命令对方，从而减少冲突与对抗。

健康加油站

有效沟通的阻碍

（1）认知差异：人们的观念、立场和价值观普遍存在个体差异，当人受限于自己的认知框架，缺乏换位思考时，往往会难以理解对方，难以与对方达成共识。

（2）情绪影响：情绪状态可以显著影响个体的信息处理能力，愤怒、焦虑等负面情绪可能会使沟通过程变得困难，甚至升级为矛盾冲突。

（3）沟通技能的欠缺：表达信息模糊、倾听不足和反馈缺失，会导致信息传递不准确，从而产生误解。

（沙　莎　张歆钰）

2. 为什么我是个“滥好人”，不敢拒绝别人

关键词

恐惧冲突　认知误区　自我价值

“滥好人”心态指的是在人际交往中过度迎合他人、牺牲自我需求的行为模式，这种心态不仅影响个人的情感健康与自我价值感，还可能阻碍建立健康平衡的人际关系。

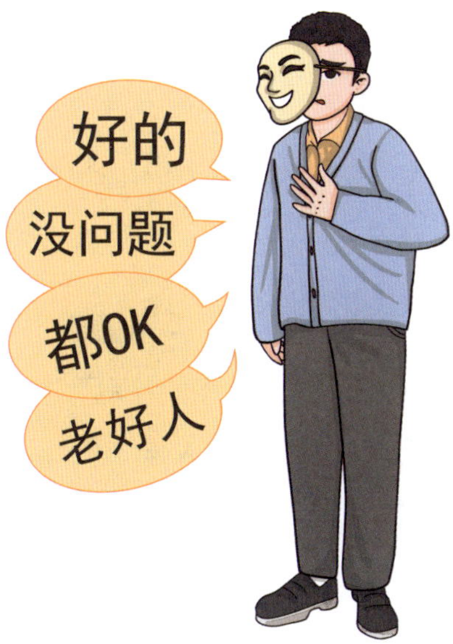

专家说

适当的拒绝既是人际关系中不可或缺的一部分，也是对自我价值的尊重。拒绝并非必然导致关系受损，而是可以通过改善沟通技巧来维持关系和谐。以下是一些实用技巧。

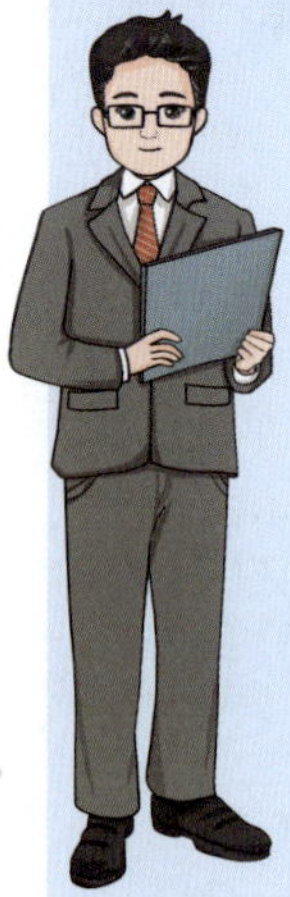

（1）表达理解与支持：在拒绝之前，先表达对对方处境的理解与关心，希望对方的问题能够解决，以及对对方信任的感激。用诚恳的语言说明自己无法帮忙的原因，并表达歉意。这样做能够让对方感受到你的善意与尊重，从而减少对方的负面情绪。

（2）延迟策略：如果对立即拒绝感到为难，不妨运用“缓兵之计”，告诉对方你需要时间来考虑或安排。例如，当朋友邀请你周末聚会，而你想要独处休息时，可以说“我有些事情要处理，我先看看情况，稍后再答复你”。

（3）部分满足：当对方的请求中包含多个部分时，可以坦诚地指出自己只能满足其中的一部分，这样既展现了提供帮助的诚意，又避免了全盘接受的巨大压力。

（4）提供替代方案：当无法直接满足对方需求时，可以主动提供其他解决方案、推荐其他人选、分享有用的信息资源，这样不仅能够展现真诚的帮助意愿，还能切实帮助对方解决问题。

健康加油站

拒绝困难的影响因素

（1）恐惧冲突：“滥好人”往往对潜在的冲突抱有强烈的恐惧感，担心拒绝会触发对方的不满或敌意，导致被孤立或关系破裂。这种恐惧可能与早期成长经历有关，如频繁因为未能满足他人期待而遭受负面评价或严厉惩罚等，使个体形成固化的心理定势：拒绝别人会带来严重的负面后果。

（2）认知误区："滥好人"往往倾向于过度重视他人的期待，习惯性地压抑自己的需求和感受，错误地认为只有通过牺牲自我、迎合他人，才能得到接纳与认可。

（3）自我价值感："滥好人"可能在内心深处缺乏对自我价值的认可，从而需要通过不断满足他人的需求来获取外部肯定。

（沙 莎 张歆钰）

关键词

社交恐惧 心理因素 认知歪曲

3. 为什么我**害怕社交**

社交恐惧并非简单的害羞，而是一种深层次的、持续的恐惧感。它不仅影响患者的社交活动，还可能对其日常生活和工作造成显著困扰。社交恐惧可能与个体的成长经历、家庭环境、性格特质及认知歪曲等多方面因素有关。

专家说

造成害怕社交的可能因素

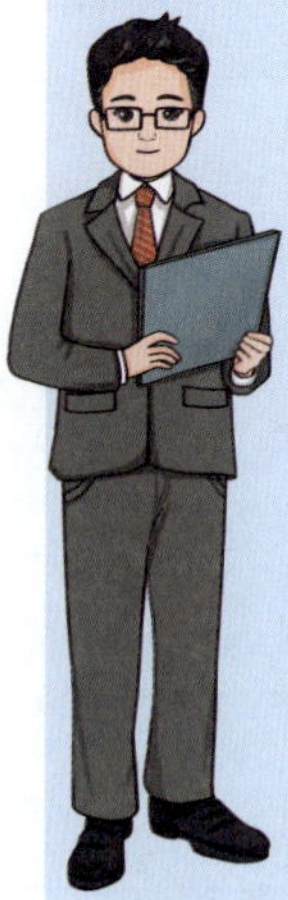

（1）心理因素：社交恐惧症患者往往具有较强的自尊心，害怕被他人拒绝或对自己的容貌缺乏自信。这种心理特征导致他们在社交场合中过度关注他人的评价，担心被批评或嘲笑，从而产生恐惧和逃避行为。例如，患者可能会认为自己在人多的地方发言会出错，或者担心被人讨厌，这种对负面评价的预期和恐惧加剧了他们的社交焦虑。

（2）生理因素：美国精神病学专家认为，社交恐惧症的发病可能与人体内一种名为“5-羟色胺”的神经递质失调有关。这种物质负责向大脑神经细胞传递信息，其过多或过少都可能引起恐惧情绪。此外，大脑神经递质如去甲肾上腺素等异常也可能导致社交恐惧的出现，这些生理变化可能与遗传因素有关。

（3）社会因素：社会因素同样对社交恐惧的形成产生重要影响。个体在童年及青少年时期的社交经历，对其成年后的人际交往能力具有深远影响。例如，遭受过欺凌、排斥或经历过人际关系创伤的孩子，可能会形成对社交互动的消极认知，逐渐发展出逃避社交的习惯。此外，社会文化环境的影响也不容忽视。在强调竞争和比较的社会环境中，人们容易产生自我价值取决于他人评价的压力，从而加剧对社交失败的恐惧。

健康术语

社交恐惧

社交恐惧指个体在社交场合中产生的强烈恐惧和焦虑感，常伴随逃避行为。

自我价值感

自我价值感指个体对自我价值的评价和感受，社交恐惧者往往自我价值感较低。

（沙　莎　朱乐怡）

关键词

人际关系模式　社交技能　情感共鸣

4. 为什么我总是交不到**知心朋友**

知心朋友常常是我们心灵的港湾，然而，有些人却发现自己总是难以交到知心朋友，这可能源于个体在社交技巧、情感共鸣方面的不足，或者个体惯用的人际关系模式出现了问题。

专家说

有些人可能在社交场合中显得较为被动或内向，缺乏主动建立关系的技巧，从而难以与他人建立深厚的友谊。此外，情感交流的障碍也是导致知心朋友缺失的重要原因。有些人可能不擅长表达自己的情感，或者在情感交流中过于依赖对方，导致关系难以平衡。知心朋友的建立需要双方的情感共鸣和深度交流，如果个体在社交中缺乏自信，或者对人际关系持有过于理想化的期望，都可能导致知心朋友的缺失。此外，个体的性格特质，如内向、敏感或焦虑等，也可能影响其与他人的交往方式。

健康加油站

要交到知心朋友，可以从以下几方面做起。

（1）开放心态，主动交往：保持开放和友好的态度，愿意主动与他人交往。积极参与社交活动，如参加兴趣小组等，这些场合有助于遇到志同道合的人。

（2）真诚待人，展现自我：与人交往时，要真诚地表达自己的想法和感受，不要伪装或隐藏真实的自己。真实的你更容易吸引与你心灵相通的人。

（3）倾听与理解：学会倾听他人的话语和心声，关注他们的需求和感受。通过倾听，你可以更好地理解他人，展现同理心，有助于与他人建立更加紧密的关系。

（4）在沟通中保持积极、乐观的态度，传递正能量：这有助于关系更加稳固和持久。敢于犯错误，敢于面对冲突，坚持真诚待人，相信时间会证明一切。只要用心经营，总会遇到与你心灵相通的人。

（沙 莎 朱乐怡）

5. 为什么我总觉得别人在**背后议论**自己

关键词

社交焦虑　认知歪曲

总觉得别人在背后议论自己，可能是社交焦虑导致的对他人评价的过度关注和担忧，或认知中的个人化倾向，即认为别人的行为或状态与自己有关。这会引起持续的负面自我感受和对他人的猜疑，导致情绪低落，难以平复。长此以往，可能会影响个人的社交功能、工作效率和生活质量，甚至进一步发展为抑郁和焦虑症状。这种心理状态可能源于性格敏感、自尊心问题或过往的负面社交经历。

除此以外，常常觉得别人在背后议论自己也有可能是一些精神疾病的症状表现，如偏执型人格障碍、精神分裂症等。

专家说

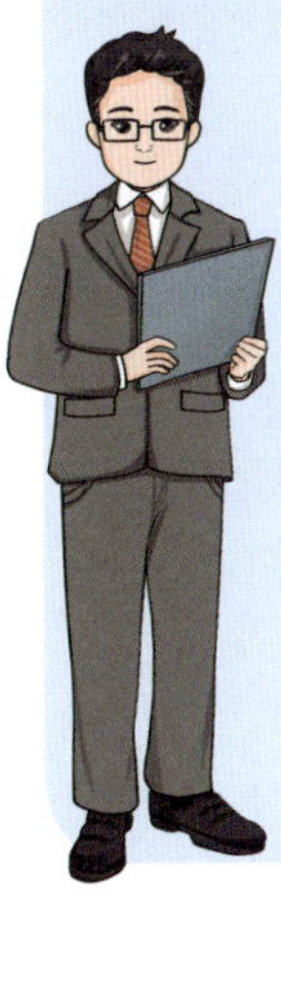

认知歪曲就像一副墨镜，让我们所见、所理解的事情与实际情况产生偏差。个人化是认知歪曲的一种类型，表现为认为周围的事或他人的行为都与自己有关，即使缺乏充分证据。

实际上，大多数情况下，人们并没有那么多时间和精力去专门议论别人，每个人都有自己的生活和事情要忙。如果我们总是把别人的行为与自己联系起来，就可能会陷入一种过度的自我关注中，这不仅会让我们感到焦虑和不安，还会影响正常人际交往。

因此，如果你经常有这种感受，不妨试着留意一下自己的思维方式。每当出现这种感受时，思考是来自客观原因，还是来自认知歪曲。基于这样的自我觉察，尝试从更客观、更全面的角度去看待周围的事情，也许就会发现，现实往往与我们想象的大不相同。

健康术语

认知歪曲

认知歪曲指个体对现实世界的曲解或不合理认知，如过度关注他人的评价或夸大自己的缺点，可能表现为过度概括、以偏概全、情绪化推理、贴标签、灾难化思维等多种形式。这些歪曲的认知模式会影响个体对自我、他人及周围世界的看法，进而引发或加剧情绪和行为问题。通过识别和纠正这些认知歪曲，可以更好地理解和处理自己的情绪与行为，从而提升心理健康水平。

（沙　莎　徐青青）

6. 怎样与别人保持边界感与分寸感

首先，你需要明确自己的个人边界，包括物理空间、情绪、欲望、期待、恐惧、价值观、人际关系等多个方面，了解哪些是你不愿他人涉足的领域。

同样，你也需要尊重他人的边界，不要试图强行进入他人的私人空间或干涉他人事务。当他人表达不适或拒绝时，应予以理解和尊重。

专家说

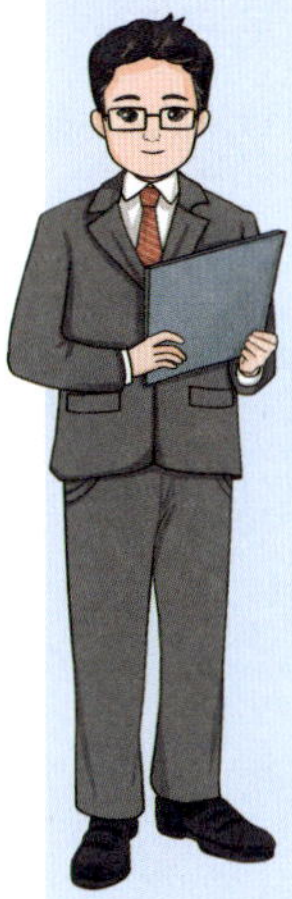

边界感和分寸感不仅是我们保护自己的心理防线，更是和谐人际关系的基石。缺乏边界感往往会导致个体在关系中失去自我，过度承担他人的情绪与责任，进而引发心理压力和疲惫。而缺乏分寸感则可能破坏关系的平衡，引发冲突与误解。因此，建立边界并保持分寸感是维护心理健康和人际和谐的关键。

我们可以从以下几方面做起，包括进行自我觉察与反思，明确个人的价值观与底线；勇于清晰地表达自己的边界和感受，沟通协商双方都能接受的界限；设定明确且具体的个人边界，涵盖时间、隐私、情感等多个层面；尊重他人的边界，理解并接纳每个人的独特性；注意保持边界的灵活性，根据个人成长和外部环境的变化进行适时调整。

关键词

边界感　分寸感

健康加油站

影响边界感和分寸感建立的因素

（1）家庭环境：家庭是孩子学习建立边界感和分寸感的第一所学校。家庭内部关系模式、父母的教育方式以及家庭氛围都会影响孩子的边界感和分寸感。在界限模糊或过度控制的家庭环境中成长的孩子，行为更有可能会缺乏边界感。

（2）自我意识：自我意识薄弱的人往往缺乏自我认知，难以清楚地认识到自己和他人的界限。可以通过自我觉察了解自己的需求、感受和价值观，以增强自我意识。

（3）社会文化差异：社会规范对个体的行为具有约束和引导作用。在不同的文化中，人们对于个人空间和隐私的重视程度存在差异，这种文化差异导致了个体在边界感上的不同表现。因此，社会文化环境一定程度上塑造了人们的边界感和分寸感。

（4）创伤经历：经历过创伤或被忽视的人，可能潜意识会想寻求更多的关注和支持，往往会导致他们出于对安全感的渴望，不自觉地跨越他人的边界。

（沙　莎　徐青青）

二

超越
原生家庭

7. 家庭如何影响人的一生

关键词

原生家庭　原始信任

一个人生命的开始源于家庭，在家庭中逐渐长大到成年的过程中，都会被家庭塑造与影响。童年时在原生家庭中被认可、被爱的感受会形成原始的信任感与安全感，就像在内心建立起安全港湾一样，给予我们源源不断的支持与保护，让我们充满生命力与创造力，并成为我们积极生活的基础，伴随一生。相反，如果童年时在原生家庭中不被认可，常常被否定与责备，甚或打骂羞辱，没形成原始的安全感与信任感，性格就会被不同程度的扭曲，成年之后常常表现出暴怒、压抑、自卑、敏感、没有主见、讨好他人、猜疑心大、过于依赖、自我价值感低的心理特点，带来内心痛苦与人际困扰。所以，原生家庭影响着每个人的一生。

健康术语

原生家庭

原生家庭是指一个人出生并成长的家庭单位。每个家庭都有各自的家庭气氛、家庭规则、家庭文化、成员互动与传统习惯等特点，影响着孩子的成长及形成的相应性格与行为模式。

专家说

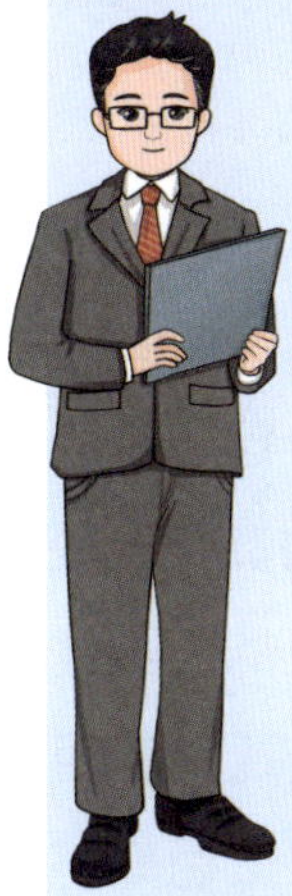

你现在的情绪失控，是原生家庭的痛。成年人的情绪不稳定，可能只是一件平常的事情，却引发了强烈的情绪，如愤怒爆发。这种异乎寻常的情绪与平常事情刺激不对称，往往是由于你在原生家庭成长中受了伤，事情虽然平常，却激活了曾受过的伤痛，使得以前的情绪反应混杂在当下的反应里。德国著名家庭学者斯蒂尔将这种情况称为“糨糊心理”。

没有完美的原生家庭，我们都不同程度地受过伤。或许是父母期望太高，管教过严，总绷着脸，孩子提心吊胆却反抗不了，只能压抑自己而讨好他们；或许是父母总在忙，没有时间陪伴与照顾，孩子只有在孤独无助中长大，变得性格孤僻；或许是父母不和，争吵不断，孩子恐惧不安又无助却得不到父母关注，逐渐脾气暴躁。

健康云课堂

聊聊原生家庭

（蒋忠亮）

8. 3 岁看大，7 岁看老，是真的吗

关键词

心理需求　心理营养

“3 岁看大，7 岁看老”这种说法既真也不真。说它真，是因为确实在一定程度上反映了幼儿时期心理活动及其长远影响，这段时期对于个体的性格形成、习惯养成、人际互动与社会适应能力都有着深远的影响，具有一定的奠定作用。说它不真，是因为每个人的成长过程复杂多变，受到太多因素的影响，尤其在当代，社会变迁日新月异，科技迅猛发展，生活习惯与生活方式越来越多样化，一切充满着太多的可能性。所以我们既要注重孩子幼儿时期身心发展所需要的物质营养与“心理营养”的充分满足，又要保持开放的态度，树立终身成长的理念，无论父母还是孩子，都能与时代共舞而不虚度此生。

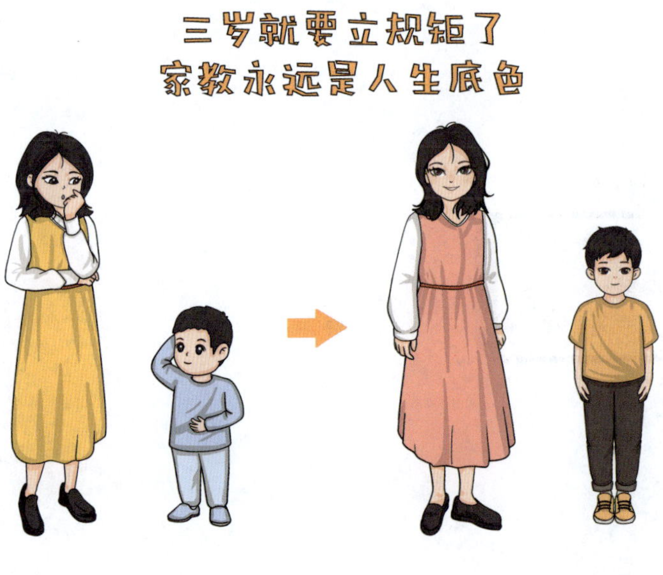

专家说

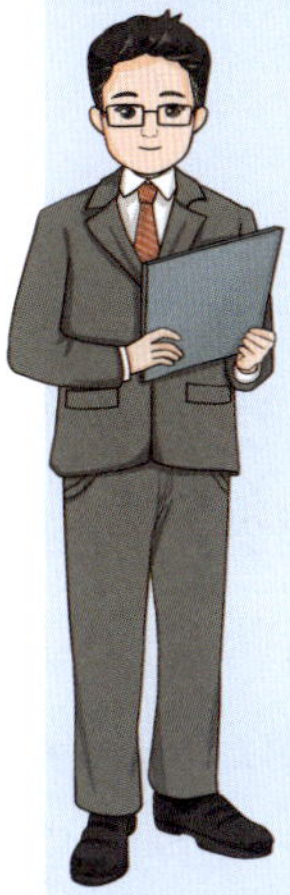

著名心理学家克劳斯·格拉夫提出，一个人的良好成长需要满足其基本的心理需求。好的原生家庭，应该满足四种心理需求：关系需求、独立和掌控需求、快乐需求、自我价值感与渴望被认可的需求。如果这四种心理需求得到充分满足，多数孩子就能成长为健康的、有责任感的、独立的人。

五大心理营养是指父母在孩子成长过程中给予的“无条件接纳、你在我生命里是最重要的、安全感、欣赏与认同、参照的榜样”。如果孩子充分得到五大心理营养的滋养，就能绽放生命的五朵金花，即“爱的能力、独立自主、联结能力、价值感与安全感”。

健康加油站

（1）树立终身成长理念，坚持学习，不断丰富充实自己。

（2）每天都可以进步一点。

（3）改变我们能够改变的，接受我们改变不了的自己。

（蒋忠亮）

9. 为什么我总是摆脱不掉童年经历的阴影

关键词 先天气质 内省

除了先天气质影响，原生家庭的童年经历在很大程度上决定着人的感受、行为和自我价值感，并以性格、行为模式的方式呈现出来。大多数时候只有部分童年经历会停留于意识层面，更多的则进入无意识层面（当事人意识不到）。例如，在原生家庭中没有得到认可和保护，内心就会一直处于饥渴状态，这种饥渴感随着时间推移不会消失，反而越来越强烈，导致总是在他/她的人际关系里寻求满足。如果不经过意识化处理，这种模式总重复发生，给当事人的感觉就是摆脱不掉的阴影。

专家说

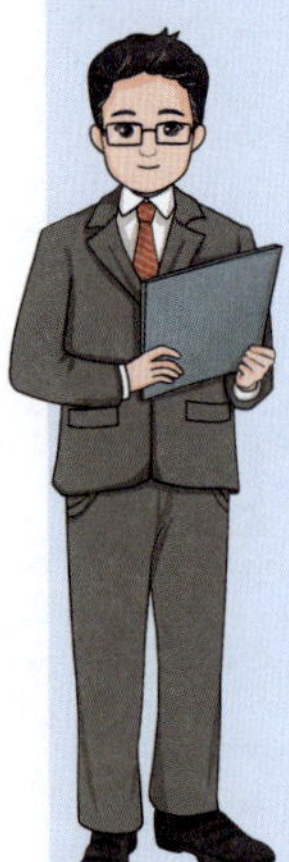

内省，是摆脱童年经历阴影的“金钥匙”。内省的人由于能够不断觉察到自己内心的动机、感受、想法与行为模式的关联性，容易从源头入手，尝试不断学习与加强新的自我调节方式，能深入到阴影里面，能更有意识地处理这些困扰自己的“阴影结”。所以，加强自己的内省能力，就能摆脱童年不良经历的阴影，经营好自己的人生。

向内求，做好心理建设，“三分家注定，七分靠打拼”，是阻断重复性阴影的最佳办法。向内求，是面向自己而非指向他人，就是意识到自己的反应模式，区分清楚哪些是当下的合适反应，哪些是既往童年期受伤后的反应，进行分类，将混杂在一起的认知与反应分开，达到自我管理并进行自我调控，从而尽可能减少童年经历的不良影响。

健康加油站

（1）告诉自己：父母已给到我他们能给的了，加油！长成自己想成为的样子。

（2）发展内省反思能力，增强觉察力。

（3）实现“破茧成蝶”的关键是自己内部“用功”。

（蒋忠亮）

关键词

归因方式　责任

10. 我的**困惑**都来源于**原生家庭**吗

“我的困惑都来源于原生家庭”，不能简单这么总结，这是片面的“外归因”模式，忽视了自己的责任与能动性，既不公平也不利于问题的解决。虽然原生家庭塑造并影响个人的心理结构形成与心理功能，可个体在自身发展上也起着很大的作用。俗语说“一娘养九子，九子各不同”，在同样的养育环境下，要发挥个体优势，长成真正的自己！因此，既要看到原生家庭对自己的影响，又要对自己负起责任，放下对原生家庭的抱怨，通过不断学习成长，超越原生家庭，活出自己的精彩人生。

专家说

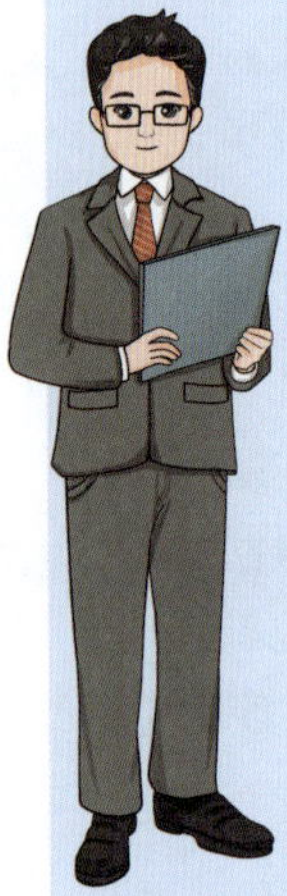

原生家庭是个人的根，不是个人的宿命。我们无法选择原生家庭，但可以通过自己的不断内省，进行自我管理、自我提升，加强自我调节能力，做好自我心理建设，活出真正的自我。“我命由我不由家”，改变自己，活出真我。

人的一生有“三次出生”。第一次出生，指精子与卵子结合而创造的生命；第二次出生，是进入原生家庭生长；第三次出生，是个体负责并不断努力实现身心的成熟。一个真正的成年人，是独立的、能负起责任的。如果人生是幅画，那么，自己就是执笔书画者，笔在自己手里，你怎样画就有怎样的人生。

健康加油站

停止对原生家庭的抱怨，需要认清原生家庭对自己的影响是什么，目的是做好自我管理，活出真我。

从原生家庭中突围，加强内省，摆脱“糨糊心理”，就能超越原生家庭的限制。

跳出自己，观察自己，以积极的资源取向看待困惑，当我们用资源视角理解问题时，必定会有更多的可能性。

（蒋忠亮）

11. 如何与原生家庭保持有距离的亲密

关键词

分化水平　边界

成年或者有自己的小家庭以后，有个重要议题就是如何处理与原生家庭的关系。既要有自己的独立性，又要在情感和爱的关系上与父母有联结。也就是说，需要个体在联结与分离、归属与个性化、融合与自主性、小家庭与原生家庭之间寻求一个最佳的平衡点。这在心理学上叫“分化水平”。个体的分化并非简单的分离，或者躲父母远远的。分化好，既能对自己负责，也能对他人负责，能经营好自己与他人的人际关系，既有亲密和信任，又有界限和距离，这就是“有距离的亲密”。

专家说

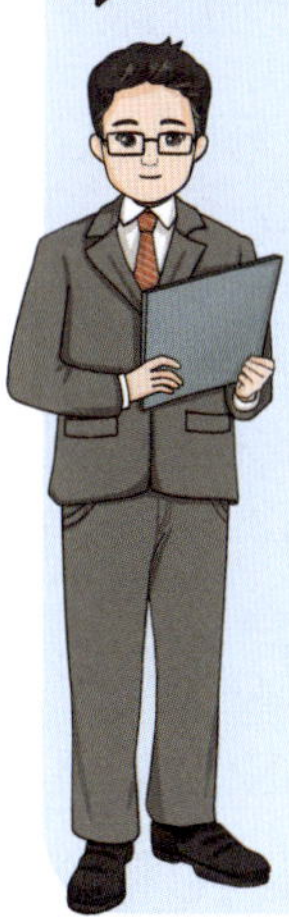

成为一个社会人，首先要与原生家庭好好告别。“成人”就是需要从一个依赖父母的自然人，转变成一个能够自给自足的社会人。这个过程从个体生长出“真实自我”开始，在父母有意识的协助下，完成分化到成熟。

一个人的分化和独立，并不是说与原生家庭或父母不再联系，分开是为了更好地成为自己，这是独立；不仅能独立，还能和父母有联结，这是真正的成熟，是高水平的分化。

（1）重视自我的出生，倾听自己内心的声音，了解自己的愿望，坚守自己的本心。

（2）“剪断精神脐带”是为了成长得更好。长好后的自己，会以一种崭新的方式与父母联结。

（3）自己成长后，又回到原生家庭与家人联结的关系，仿如年份老酒芬芳醇厚。

（蒋忠亮）

12. 如何处理父母去世的悲伤

父母去世的悲伤，也称为哀伤。面对既给我们生命又无私地给予深爱的父母离去，要接受他们不在的事实，还要在没有他们的日子里好好生活，这是每个人都要面对的人生难题——丧失。从得与失而言，人的一生，在不断地得到又在不断地失去。丧亲之初，我们恍惚地活在痛苦与不知所措当中，父母与我们生活的画面放不下、想又痛，无力取舍而饱受煎熬。在接下来无边无尽的思念日子里，我们可以带着痛苦、带着思念、带着愤怒、带着否认、带着不能放下的丧失，同时去尝试亲近自然、亲近人群、去表达、去运动、去关心和照顾身边的人，可以边流泪边让情绪自然流动，边接受自己的脆弱边勇敢地活着，允许自己无助又可以微笑。因此，父母虽已离去，却又永远活在我们心里。

专家说

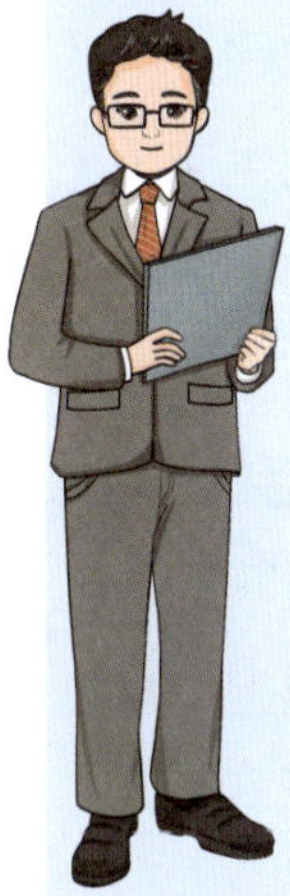

生命的另一面是死亡，可死亡并不意味着终结。如果把死亡看作一扇门，也许我们能看到更多不一样的风景。庄子云“生命从无到有又回到无，如四季交替，循环不息”；乔布斯说“死亡是最好的设计”；桑顿·怀尔德说“最本质的东西不会死亡，而是得到净化，对死者最大的敬意并非哀痛，而是感激”。

向死而生，无限可能，因得到而喜悦，因丧失而圆满。丧亲后，一定要有一个仪式，仪式使我们的哀伤可以表达，但要在一个特定的框架里表达，避免过度表达后导致的内伤。必要时，可以寻求专业心理人员的帮助。

健康加油站

（1）接受丧失，让哀伤顺畅流过，如果我们不能放下，死者无法安息，逝去的父母希望我们能放下沉重负担，轻松前行。

（2）让时间净化哀伤，保持希望，痛苦会逐渐消失，我们会重新获得勇气与力量。

（3）活在当下，微笑前行，感恩生命，未来可期。

（蒋忠亮）

13. 如何从父母手中拿回人生的主导权

关键词：强势父母　操控

有的父母非常强势又特别控制孩子，还打着“这是为你好！”的旗号，无视孩子的意愿，规划孩子的人生，处处左右孩子的生活。无论是霸道还是温柔的方式，都掩盖不了父母的操控本质。如要活出真正的自己，就要拿回自己人生的主导权。可以借鉴以下技巧：勇敢和父母沟通，说出自己真实的想法与需要；看见父母控制背后的需求；理解拒绝父母只是手段而非目的。摆脱父母的强势操控，并不意味着与父母完全断绝联系或对立，相反，要在尊重和理解的基础上，建立健康、成熟的关系。

专家说

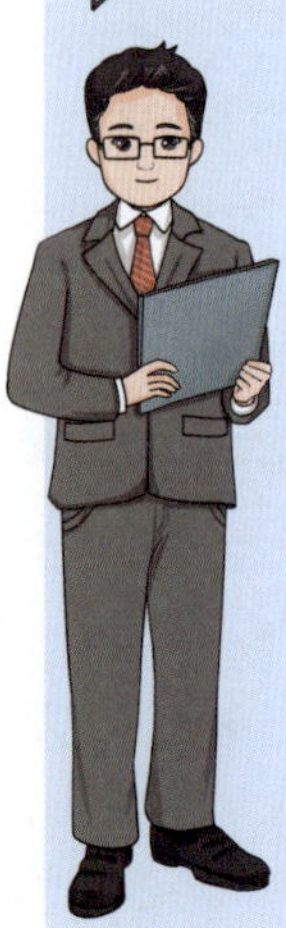

幸福的家庭都有一个共同点——家里没有控制欲很强的人。如果你是控制欲望强烈的父母，从现在觉醒，尝试放下对孩子的控制，鼓励孩子表达愿望，自主做出决定。如果你拥有这样的父母，觉察与识别，勇敢拒绝，活出自己，是你人生的使命。

人生是自己的，你有权利选择自己的生活方式。追寻本心，不被他人的期望、规划所束缚，勇敢追求自己的梦想与幸福。当你真正从父母手中拿回自己的人生主导权时，你会体验到生活可以如此美好和自由。

健康加油站

（1）尊重自己，加强独立能力，无论是经济独立还是心理独立。

（2）人贵自立，追求自主要趁早，搬出父母的房子独立生活，觉知自己的想法、需要，依靠自己满足。

（3）确定和父母相处的边界，找到恰当的沟通方式，不和父母讲道理，放弃改变他们；感谢父母好意的同时勇敢而又平静温和地拒绝。

（蒋忠亮）

关键词 自我价值 创伤中成长

14. **离异家庭**长大的孩子会受什么影响

与能够解除的婚姻关系不同，亲子关系是血缘纽带构筑的人生契约，需要责任和爱来长久维护。对于已经离异的夫妻，伴侣关系虽已结束，但作为父母仍要合作。家庭的破碎已让孩子受伤，孩子更加需要父母的抚慰与支持，在物质与经济的保障之外，需要关注与重视孩子的反应，抚平孩子的伤痛，疗愈他们受伤的心灵。

对于离异后负责抚养孩子的一方，需要注意，避免自己和其他家人在孩子面前指责对方。成年人之间的恩怨，不应将孩子牵扯其中，这样的做法没有半点好处，只会徒增孩子的烦恼。

专家说

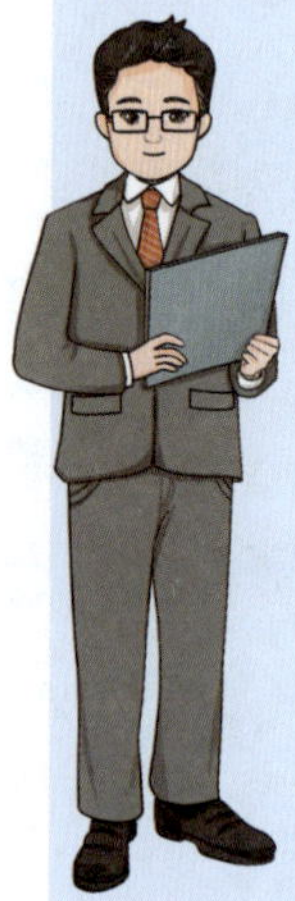

离异家庭长大的孩子，受父母婚姻关系冲突与破裂的影响，容易出现以下特点：

（1）自我价值感偏低：因受到父母关系破裂的冲击，孩子可能会对自己的价值产生怀疑，觉得自己不如别人，产生自卑感。

（2）情绪的不稳定：因家庭结构的变化，父母的“模范作用”受到冲击，可能会影响孩子的情绪表达能力和情绪管理能力。

（3）对亲密关系的怀疑、恐惧与逃避：因父母关系破裂，可能导致孩子对人际关系的不信任，猜疑与恐惧，因害怕受伤而回避亲密关系。

（4）社交障碍：家庭变化容易让孩子产生孤独感，变得敏感多疑，不愿意与他人交流或参加集体活动，影响孩子社交功能的发展。

（5）恐惧婚姻：多见于父母离婚涉及家暴、背叛与伤害的情况，孩子因此会对婚姻产生恐惧与偏见，不愿进入婚姻。

可以说，父母离异，受伤害与影响最大的是孩子。因此，离异夫妻一定要明白，自己仍然还是孩子的父母亲，应尽职尽责保护好孩子。在创伤不可避免的情况下，尽力引导孩子在创伤中成长。

健康加油站

（1）夫妻离异是夫妻之间的关系出了问题，和孩子无关。

（2）离异后双方要尽可能与孩子保持稳定的关系，关心、重视孩子的情绪与状态。

（蒋忠亮）

三

亲密关系的成长

15. “恐婚”的年轻人，到底在怕什么

关键词

恐婚 不婚 责任

“恐婚”的定义是对结婚或进入稳定婚姻关系感到恐惧的心理状态。因此，“恐婚”的年轻人往往因害怕婚姻仪式、承担婚后的责任、担心婚后可能面临的一系列问题而拒绝结婚。“恐婚”现象在城市的未婚人群中有一定的比例，尤其是那些 30 岁左右、收入较高的群体。“恐婚”一般会随着时间或情况的变化而改变。

专家说

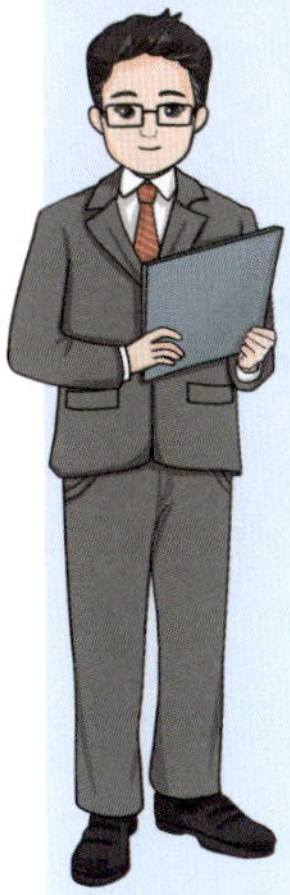

“恐婚”者一般会有以下三种心理。

（1）原生家庭父母婚姻问题导致孩子恐婚：原生家庭的伤害可能导致一些人缺乏安全感，因此在面对婚姻时有恐惧情绪，认为婚姻是灾难的、悲惨的。例如，经历父母离异、家庭暴力等，会让年轻人因为害怕重蹈父母婚姻的不幸而恐惧婚姻。

（2）害怕承担婚姻后的责任：婚姻不仅仅是有个仪式那么简单，还涉及婚后的夫妻义务、父母照护、子女养育等一系列责任，过度追求自由，害怕被束缚也是造成“恐婚”的一个重要因素。

（3）对未来的负面预期也会造成“恐婚”：很多人对于未来持有一种悲观的态度，如处理不好婆媳关

系、工作生活不能兼顾、孩子的教育问题、减少了自由时间等，因为担心这些问题的发生而恐惧婚姻。

人是社会性的，婚姻是社会的重要组成部分，也是社会稳定和人类延续的重要基石，“恐婚”也是对于婚姻关系重视的一种体现，但要避免“恐婚”变成“不婚”。首先我们要了解自己恐惧的是什么，可以先罗列对婚姻恐惧的因素有哪些，找到解决方法；其次要有一个真诚开放的沟通态度，恋爱相处期间双方要就婚姻涉及的各方面进行全面深入的沟通，从而增强对婚姻的安全感与信任感；最后要从父母或周边人的婚姻中总结成功的经验以及失败的教训，以他人的生活为镜来正视自己的婚恋关系。

（张云淑）

16. 为什么**理解爱人**那么难

理解爱人一定很难吗？答案是否定的。部分人之所以感觉理解爱人很难，往往是因为在亲密关系中缺少必要的理解和沟通。建立和维持良好的理解与沟通，对于个人幸福感和生活质量的提升有重要的影响，同时可以增强个人的免疫系统，改善心理健康，提高生活质量。

专家说

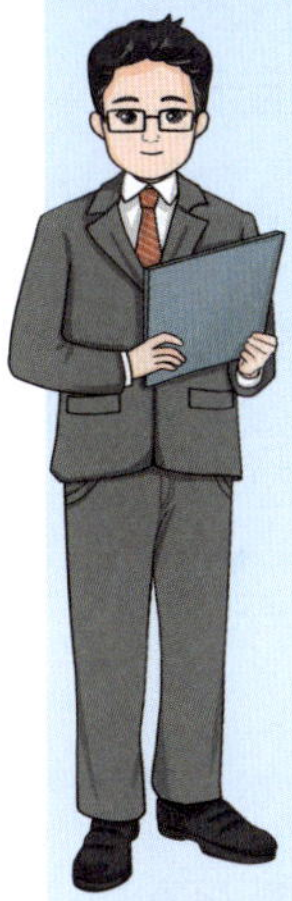

（1）不同的人生经历和个性增加了相互理解和沟通的难度： 不同的成长经历和认知方式会影响我们对爱人思维和行为的理解。很多时候我们在用自己的标准来要求对方，但忽略了不同人可能有不同的理解方式，从而导致误解和隔阂。

（2）沟通和表达技巧的欠缺： 生活中我们往往一味地表达自己对爱人的需求和期待，希望对方回应自己，从而忽略了倾听爱人的情感需求，最终导致误解和冲突的产生。沟通一定是双方的，在亲密关系中，我们不仅要会说，也要学会倾听对方，允许对方坦诚表达自己。

（3）期望与现实的落差： 我们往往会把最高的期待寄予自己的爱人，希望他 / 她能够完全理解和支持，从而把对方理想化，但这并不现实。因此，应该及时调整自己的心理预期，学会在亲密关系中包容和接纳自己的爱人。

理解爱人之所以困难，是因为涉及多个层面的复杂因素，包括个人的心理特征、社会文化背景以及个人经历等。要真正理解爱人，需要双方共同努力，通过有效沟通、相互尊重和时间的积累来建立更深的连接和理解。

健康加油站

要做到理解爱人，可以用以下方式进行有效沟通：倾听 + 重构 + 共情。

（1）倾听：学会提出问题，鼓励对方表达自己的想法和感受。

（2）重构：当对方表达后，用自己的语言和理解方式给予重复，并向对方再次确认是否理解正确。

（3）共情：站在对方的角度思考问题，理解对方，并给出一些有益建议。

（张云淑）

17. 为什么我希望伴侣随时陪伴我

在亲密关系中，有的人希望伴侣能时刻陪伴自己，即使无法陪在自己身边，也希望能时刻与伴侣保持各种形式的联系。一旦分离时间较长，就会焦躁不安，甚至会因为伴侣不能随时陪伴自己而发脾气、闹别扭，导致亲密关系中的矛盾愈演愈烈，甚至分道扬镳。

专家说

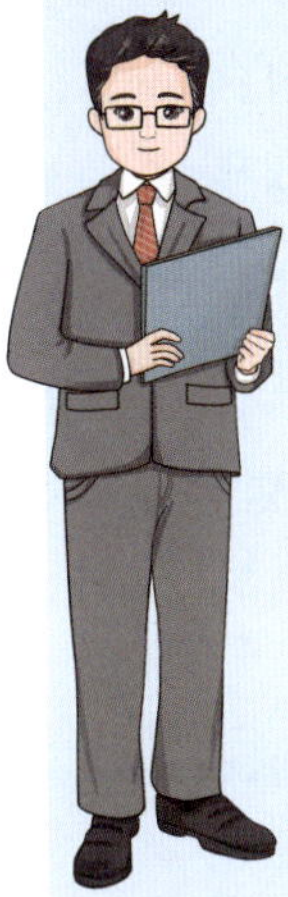

伴侣的陪伴能让我们获得安全感和被爱的感觉。过度的渴望往往是因为我们存在分离焦虑，一般由以下三方面原因引起。

（1）爱的缺乏：如果童年生活中缺乏养育者的陪伴和爱，个体可能经常感到十分孤独与失落，成年后，他们会在伴侣身上加倍渴求陪伴和爱，以此来缓解内心的孤独和失落。

（2）较低的自信心：自信心较低的人往往受困于“我没有能力应对困境”“我会把事情变得一团糟”等负性思维。因此，他们寄希望于伴侣随时陪在身边，来帮他们解决问题，从而缓解内心的焦虑无助。

（3）既往受到感情伤害：感情中曾受过伤害的人，如曾经的恋人抛弃自己或伴侣意外离世等，这些创伤事件导致其恐惧再次失去伴侣，只有伴侣随时陪在身边才能放心。

健康加油站

想要缓解恋爱中的分离焦虑，可以尝试这样做。

（1）建立自信：慢慢鼓励自己独立解决问题，不断肯定自己的进步，随着成功经验的累积，个体的自信心增强，逐渐打破内心的负性信念。

（2）转移注意力：当发现自己需要伴侣过度的陪伴时，不要沮丧，尝试做一些事情来转移对伴侣的思念或者依恋。

（3）积极自我暗示：如果无法控制地担心伴侣会离开自己，要学会积极自我暗示，如“我感到害怕，但我没有危险”“我拒绝用过去的创伤来恐吓自己，现在我与爱人不是恐怖片，是温馨的爱情片”“我们的关系是稳定且恩爱的，我的爱人不会离我而去”等。

（张云淑）

18. 为什么我总是担心被抛弃

如果你在亲密关系中总敏感多疑、患得患失，或总觉得自己不够好，担心有一天会被抛弃，这种抛弃不仅仅是指行为上的抛弃，也包括精神抛弃。在亲密关系中担心被抛弃属于焦虑型依恋行为。

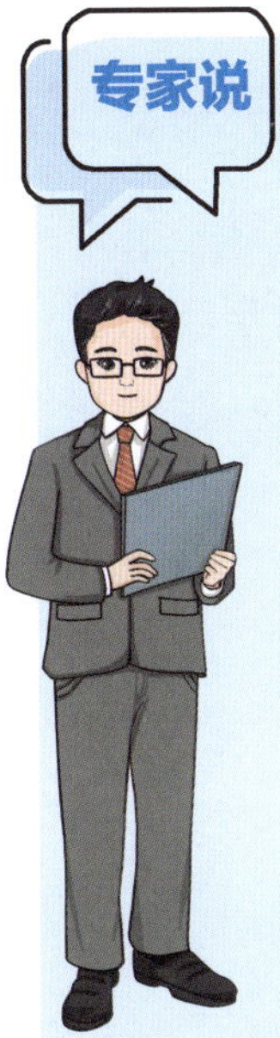

焦虑型依恋的表现

（1）没有安全感：害怕被抛弃，频繁确认伴侣的行踪和状态。

（2）焦虑情绪重：对方的语言和行为容易引起焦虑，常常胡思乱想，担心失去对方。

（3）情绪起伏大：在亲密关系中容易情绪化，对小矛盾反应强烈，情绪波动大。

（4）占有欲强：害怕失去，喜欢控制对方的生活，确保对方在自己视线范围内。

（5）过度付出：为了留住对方，不惜牺牲自我，付出百分之百的爱。

焦虑型依恋的原因

焦虑型依恋的形成可能与早期和照顾者的关系缺乏稳定性和可预测性有关。这种早期的情感创伤会导致个体在成年后依然对亲密关系感到不安。

如何应对焦虑型依恋

（1）学会分离关系：给予对方一定的独立空间和时间。

（2）建立清晰的边界：在亲密关系中保持各自的独立性，避免过度依赖。

（3）**自我接纳**：接纳自己的不安全感，适度调整行为以减少对亲密关系的影响。

（4）**建立自信，促进成长**：从成功的经验中不断肯定自己，建立自信心，促进心理成长。

健康术语

焦虑型依恋

焦虑型依恋是心理学依恋理论中的一种，属于不安全型依恋，通常表现为害怕被抛弃，总是对亲密关系感到焦虑和紧张，会对伴侣表现出过度关注，害怕并且抗拒与依恋对象分离，一旦分离会十分焦虑，需要对方反复表达爱意来消除这种不安全感。

（张云淑）

19. 为什么没有一段关系让我感到安全

有些人反复谈恋爱，反复分手，总是认为找不到自己所需要的安全感，甚至为此拒绝与人建立亲密关系，认为自己总是受伤的那个人，这种情况在一些年轻女性中容易出现。在亲密关系中缺乏安全感，往往会造成不信任他人、与他人在一起就会紧张不安，甚至逃避人际交往，陷入永远的孤独中。

专家说

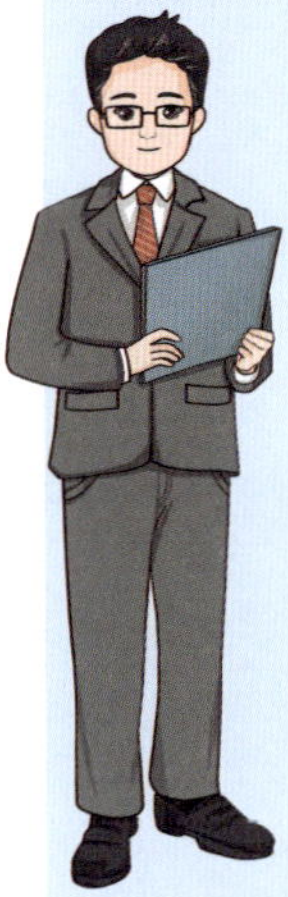

在亲密关系建立过程中缺乏安全感的可能原因有以下几方面。

自身因素

（1）**过去的创伤：**个体在童年或过去的经历中遭受过不良对待，如家庭暴力、父母离异等，这些经历可能导致个体在恋爱中缺乏安全感。此外，恋爱中的背叛、分手等经历也会对个体的安全感产生负面影响。

（2）**精神压力：**过大的精神压力、焦虑症或抑郁症等心理问题也会导致个体在恋爱中感到不安全。

（3）**自尊心和性格：**过于敏感、不善沟通的性格或低自尊也会影响个体的安全感。

环境因素

（1）**交往方式：**如果个体所处的环境比较单一，或者没有良好的交往方式，可能会导致其在恋爱中缺乏安全感。

（2）**社会环境：**社会环境的不稳定、经济压力、职场压力等因素可能导致个体在恋爱中感到不安全。

恋爱中的具体行为

如果伴侣有经常失联、与其他异性纠缠不休等行为，会让人感到不安全。

关键词

安全感　亲密关系　创伤

健康加油站

为了改善这种情况，可以采取以下措施。

（1）情感独立：在感情中保持情感和精神上的独立，保留自己的世界，不因恋爱而完全放弃自我。

（2）合理表达需求：明确表达自己的情感需求，但避免过度依赖和控制。

（3）沟通和自我反省：与伴侣进行开放沟通，了解彼此的需求和担忧。同时，也要自我反省，理解自身不安全感的来源，并寻求改善。

（张云淑）

20. 亲密关系分手后，怎样走出来

亲密关系的分手是情感上的重大丧失，其痛苦程度不亚于失去亲人。亲密关系中双方会形成强烈的情感依恋，分手意味着依恋被强行切断。如果是对方突然决定中止关系，毫无心理准备，可能会留下未表达的情感（如遗憾、悲伤、愤怒），进一步加剧痛苦。

专家说

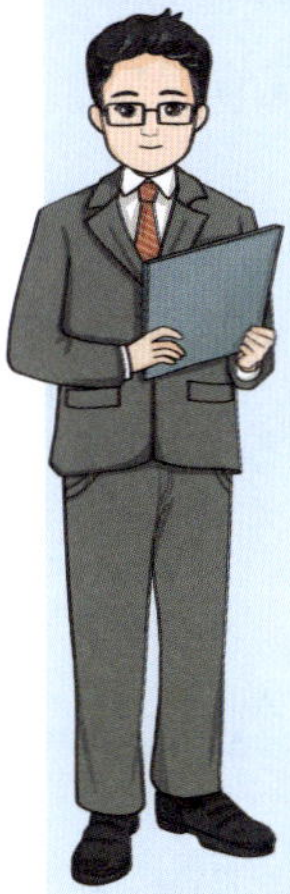

可以从以下几个方面调整自己，走出分手的阴影。

（1）允许自己感受和表达情绪：每个人在生命中都可能经历这样的时刻，现在所感受到的痛苦都是正常的，不要因此而自责。接纳痛苦，给自己一些时间和空间去感受这些情绪，允许自己哭泣，也可以通过写日记来记录内心的感受，让情绪慢慢流淌出来，这是疗愈的重要部分。

（2）寻求社会支持：与亲朋好友保持联系，向信任的人倾诉，获得情感支持和建议。即使只是一起喝杯咖啡，聊聊天，也能让你感受到温暖和支持。通过旅行、参加活动或结识新朋友，拓宽生活视野。如果痛苦持续且难以承受，不能向身边的人倾诉，也可以考虑寻求专业的心理咨询帮助。

（3）重建自我认同：分手很可能让人感受到被拒绝、被否定，从而陷入强烈的自我怀疑和身份危机。分手虽然痛苦，但并不意味着失败，也不会否定你的价值，而是重新认识自己、自我成长的机会。试着从客观理性的角度列出自己的优点和成就，重新认识自己的价值观和目标，找回独立的自我。

健康加油站

用自我关怀重建内在能量，可以试试这些小方法。

（1）每日 15 分钟“情绪散步”：研究显示，户外步行能降低压力激素水平，散步时刻意观察周围色彩、声音，能帮助大脑从反刍思维中抽离。

（2）用温暖替代“心碎”感：准备一杯温热的饮品，双手慢慢感受温度——触觉温暖会激活与情感安全感相关的脑区，缓解生理层面的“心碎”感。

（3）设置“暂停键”：当回忆汹涌时，立刻做一组“4-4-8”呼吸（吸气 4 秒→屏息 4 秒→呼气 8 秒），重复 3 次，能快速平复自主神经系统的应激状态。

健康云课堂

亲密关系分手后怎样走出来

（刘　竞）

21. 夫妻关系和亲子关系哪个更重要

关键词

夫妻关系　亲子关系　家庭系统理论

在家庭系统中，夫妻关系和亲子关系都非常重要，但从心理学和家庭治疗的角度来看，夫妻关系被认为是家庭的核心，比亲子关系更为重要。

专家说

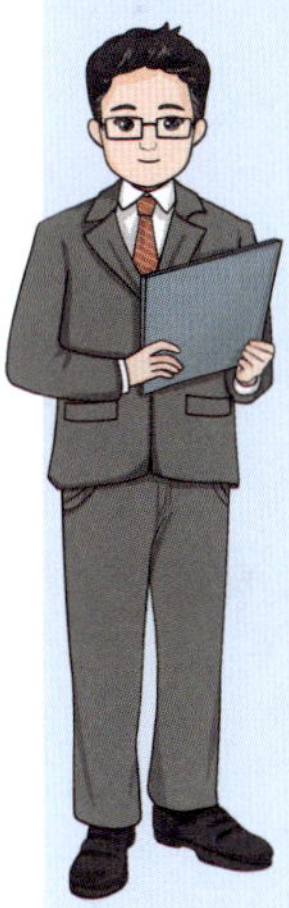

为什么说夫妻关系比亲子关系更重要呢？有以下几个原因。

（1）**夫妻关系是家庭的情感基石：**首先，家庭是因为夫妻关系而建立形成的，夫妻关系的质量直接影响家庭功能。当夫妻关系稳定和谐时，孩子会感受到家庭的温暖，更易发展出安全型依恋和健康自尊。其次，孩子通过观察父母的互动，学习如何处理冲突、表达情感以及建立亲密关系。

（2）**夫妻关系影响家庭的整体氛围：**夫妻的互动方式决定了家庭的情感基调，也直接影响家庭的整体氛围。一个充满爱与支持的夫妻关系会营造出和谐的家庭环境，而冲突不断的夫妻关系则可能导致孩子长期处于紧张不安的成长环境。

（3）夫妻关系是亲子关系的基础：夫妻关系是亲子关系的“土壤”。当夫妻关系和谐时，父母更容易以一致的方式教育孩子，给予孩子足够的关注和支持，提供稳定的情感支持。相反，夫妻关系出现问题时，父母可能会因为自身的情感困扰而忽视孩子的需求，甚至将孩子卷入夫妻冲突中。

（4）夫妻关系的质量直接影响孩子的心理健康：研究表明，父母冲突和离婚容易让孩子发展出不安全的依恋模式，是其心理健康的重要危险因素。许多孩子的精神心理问题，往往与父母关系密切相关。夫妻关系出现问题时，会忽视孩子，孩子可能通过行为问题来吸引父母注意，而孩子的行为问题又会反过来加剧夫妻冲突。

健康加油站

用“关系生态观”滋养家庭

（1）夫妻关系是家庭的“氧气”：父母相爱的家庭中，孩子大脑的压力激素水平更低。不妨每天睡前和伴侣分享一件当日的“小确幸”，这种“积极情绪传染”能提升全家人的情绪免疫力。

（2）建立“家庭能量站”小仪式：每周一次全家围坐在一起，进行“感恩时刻”（每人说一件感谢其他成员的事），既能强化夫妻同盟，又能让孩子感受到双重的爱，这种“三角稳定结构”比单独侧重任一关系更持久。

健康云课堂

夫妻关系和亲子关系哪个更重要

（刘　竞）

关键词：性和谐　亲密关系　性满意度

22. 如何与伴侣之间的性关系更和谐

性生活是夫妻关系的重要组成部分，也是深层次的情感交流方式。研究表明，性生活的满意度与夫妻关系高度相关。和谐的性生活能感受到彼此的爱与接纳，增加信任和理解，建立更深的情感纽带，提升婚姻稳定性。此外，性爱释放内啡肽，有助于放松身心，释放压力，增加幸福感和满足感。规律的性生活也能改善心血管健康、增强免疫力、改善睡眠等。

专家说

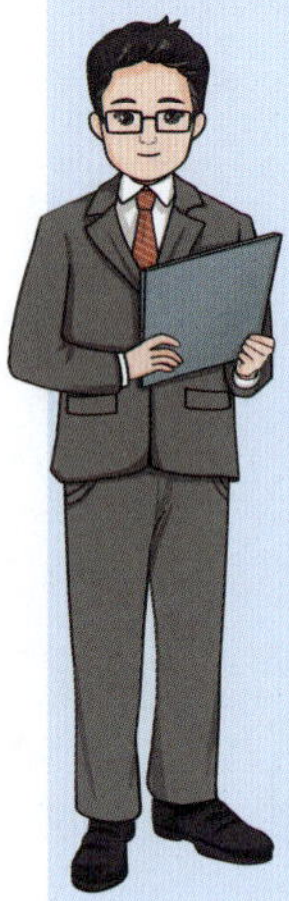

实现性和谐需要伴侣双方共同努力，可以从以下几个方面调整。

（1）保持情感亲密： 性和谐的基础是情感连接，而非单纯满足生理需求。通过日常的关心、支持和表达对彼此的欣赏，增强情感连接；也可以通过拥抱、牵手、亲吻等行为表达爱意，增加身体的亲密接触。

（2）尊重彼此需求： 坦诚交流需求和感受，包括自己的性需求和偏好，同时倾听伴侣的想法，明确彼此的性界限和舒适区。每个人的性需求和偏好不同，需要理解和尊重对方的意愿，避免强求一致。在对方不适或疲惫时，给予理解和支持，避免猜测或误解。

（3）营造浪漫氛围： 保持卧室整洁舒适，使用柔和的灯光、舒缓的背景音乐，点燃香薰或使用精油，通过这些方式营造浪漫氛围，提升性生活的质量。

（4）维护身心健康： 保持健康生活方式，如健康饮食、规律运动和充足睡眠，有助于提升体能、性欲和性能力。需要注意的是，压力是性欲的“杀手”。可通过冥想、瑜伽等方式缓解压力，改善性生活质量。

（5）解决潜在问题： 定期进行健康检查，排除生理问题。如果出现性功能障碍（如勃起障碍、性欲低下等），应及时就医，寻求专业治疗。如果伴侣之间存在未解决的冲突，建议通过夫妻治疗改善关系。

健康加油站

性生活是身心健康的“晴雨表”，影响性生活的常见躯体疾病包括高血压、冠心病、糖尿病、甲状腺功能异常、肥胖、帕金森病等；常见精神心理疾病包括抑郁症、双相情感障碍、焦虑障碍等。副作用会影响性生活的药物包括降压药、抗抑郁药、抗组胺药、化疗药等。

（刘　竞）

关键词

婆媳关系　家庭边界　角色冲突　家庭系统理论

23. 如何处理好**婆媳关系**

婆媳矛盾是家庭关系中常见的问题。我国有一句俗语“多年的媳妇熬成婆”，真实反映了传统家庭结构中婆媳关系的权力更替和代际循环。当媳妇“熬”成婆婆之后，希望在家里保持权威感。婆媳会在情感上竞争儿子 / 丈夫的关注和爱；在生活习惯、价值观、育儿观念等方面可能存在较大差异；可能缺乏有效的沟通方式，导致误解和矛盾积累。

专家说

如何处理好婆媳关系呢？可以从以下几方面入手。

（1）建立清晰边界：婆媳需要明确各自的角色和责任，尊重彼此的独立空间，避免过度干涉对方生活。

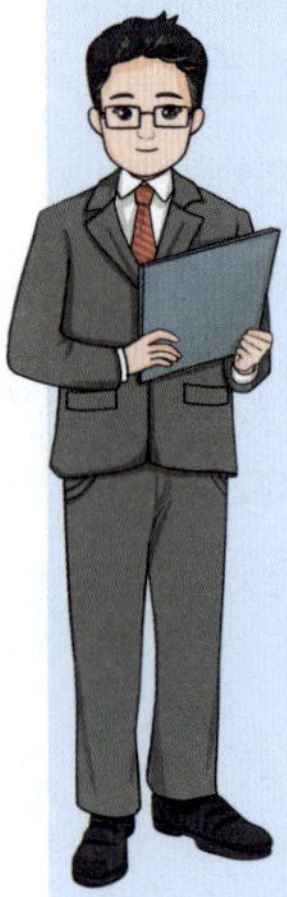

如果条件允许，尽量保持一定的物理距离，减少日常摩擦。婆媳均可以温和且坚定地表达自己的需求，在育儿或家务分工上设定边界。

（2）加强情感沟通：双方应尝试站在对方的角度理解其感受，并坦诚表达自己的感受和需求，避免压抑情绪或背后抱怨，减少误解和冲突。例如，可以使用“我感到……”开头的句子代替“你总是……”的指责，减少对方的防御心理。

（3）调整角色认知：接受家庭关系中的不完美，多关注对方的优点，减少对缺点的过度关注。婆婆需要接受儿子已经成家的事实，从“母亲”角色转向“支持者”；儿媳也要尝试理解婆婆的情感需求，丈夫应在婆媳之间起到桥梁作用，平衡双方需求，避免偏袒一方。

（4）尊重代际差异：接受两代人在价值观和生活习惯上的差异，不强求对方完全按照自己的方式生活，可以结合两代人的经验在育儿等问题上找到折中的解决方案。

（5）寻求专业帮助：如果婆媳矛盾严重，可以寻求家庭治疗师的帮助，通过专业指导改善关系。

健康加油站

婆媳矛盾是许多家庭面临的挑战，其中儿子/丈夫的支持和桥梁作用也至关重要。研究显示，配偶作为缓冲带能降低61%的婆媳冲突强度。因此，儿子/丈夫可以使用“三明治沟通法”，启动“三角关系平衡术”。

（1）肯定：“妈，我媳妇记得您爱吃水蜜桃，特地给您买了。”

（2）转达：“她最近工作累，收拾家务可能不及时。”

（3）提议：“周末我们一起来大扫除怎么样？”

（刘　竞）

四

亲子关系的边界

24. 为什么我总是担心肚子里的宝宝是否健康

关键词

孕期焦虑　孕妇

国内研究表明，产前焦虑发生率在 11%~35% 之间，孕妇的焦虑很普遍，作为孕妇本人和孕妇身边的家人，该如何应对孕期焦虑呢？

专家说

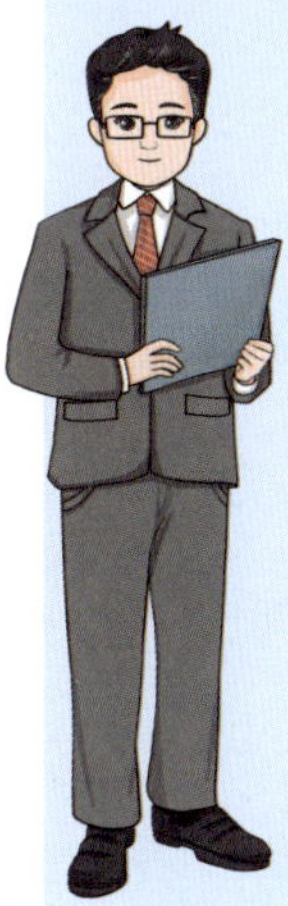

焦虑原因

（1）不确定感和失控感：对孕妇而言，宝宝在肚子里面，无法评估宝宝的情况。例如，孩子会不会脐带绕颈？孩子发育是否正常？

（2）外界信息的过度刺激：各类短视频和资讯的信息轰炸，“流产”“早产儿”“畸形”等字样持续出现，不仅孕妇会关注到这类信息，大数据也会根据其关注点频繁地推送，导致孕妇更加紧张，恶性循环。

如何缓解孕期焦虑

对于轻度焦虑（GAD-7 评分在 13 分及以下，焦虑情绪可控），可以尝试以下 4 种方式。

（1）接纳焦虑：从心理学层面上来看，耶克斯 - 多得森定律显示，适度的焦虑能够提高学习和工作效率，也能够“未雨绸缪”，如焦虑让孕妇配合规律产检。

（2）诉说与倾听：人本主义家马斯洛非常注重倾听，建议当孕妇有焦虑和担忧情绪时，家人先耐心倾听，再把自己听到的情绪词反馈给孕妇，这样就能起到很好的支持和理解作用。

（3）激活系统资源：当自己莫名焦虑时，可以找有生育经验的女性好友交流，她们能感同身受，也能提供经验。

（4）中重度焦虑（GAD-7 评分大于 14 分）需求助专业人士：如果孕妇的焦虑状态已经严重影响工作、学习和生活，或者自我调节 2~3 个月还未能缓解时，应寻求专业人士进行评估和干预，根据实际情况进行药物治疗或心理治疗，有针对孕妇的抗焦虑用药，效果很好，要有信心。

健康加油站

7 项广泛性焦虑障碍量表（generalized anxiety disorder，GAD-7）

指导语：在过去两个星期，有多少时候您受到以下任何问题的困扰？请根据您的实际情况选择相应的选项。

序号	题目	完全不会	有过几天	一半以上的日子	几乎每天
1	感觉紧张、焦虑或烦躁	0	1	2	3
2	不能停止或控制担忧	0	1	2	3
3	对各种各样的事情担忧过多	0	1	2	3
4	很难放松下来	0	1	2	3
5	由于不安而无法静坐	0	1	2	3
6	变得容易烦恼或急躁	0	1	2	3
7	害怕将有可怕的事发生	0	1	2	3

结果解释

（1）0~4 分：没有焦虑（属于正常范围，无须特别干预）。

（2）5~9 分：可能有轻微焦虑（建议关注情绪变化，适当放松或心理调适）。

（3）10~13 分：可能有中度焦虑（已达到临床关注水平，建议心理咨询或进一步评估）。

（4）14~18 分：可能有中重度焦虑（建议精神科就诊，或接受心理治疗）。

（5）19~21 分：可能有重度焦虑症（强烈建议精神科就诊，并接受心理治疗）。

（钱　英）

关键词

产后抑郁　育儿　宝妈

25. 为什么**生完宝宝**自己却更加**失落**了

世界卫生组织数据显示，产后容易出现抑郁症、焦虑症、强迫症和社交焦虑等精神心理问题。例如，产后抑郁症的发生概率达到15%~20%，产后抑郁情绪近 43%；产后焦虑发生率为 10.7%。

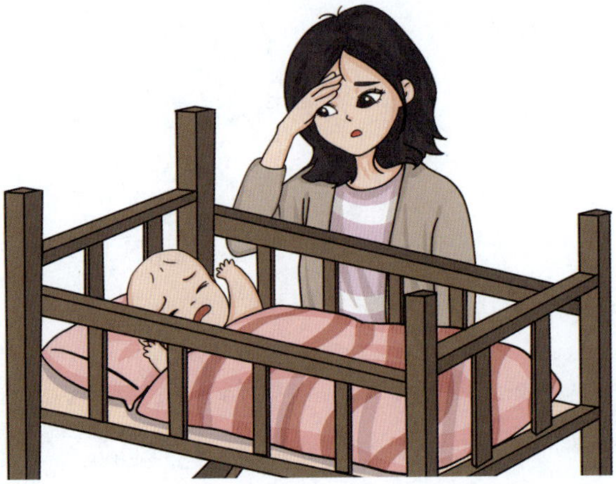

专家说

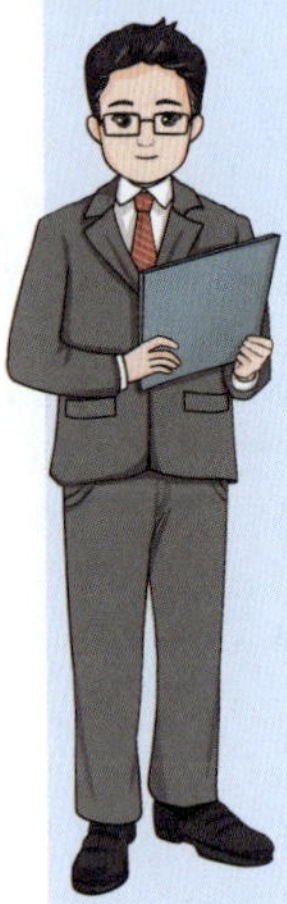

情绪问题的原因

（1）身体激素的改变： 产后妇女的人绒毛膜促性腺激素、雌激素、孕酮等激素急剧变化，会导致产妇情绪波动。

（2）无能感和不被爱： 抑郁情绪的核心信念是认为自己“无能”和感觉自己“不被爱”。对于产妇而言，产后虚弱，还要面临照顾幼儿的难题，易让产妇产生自己“无能”和家人对自己的“不爱”感。

（3）养育压力和家庭矛盾的出现： 有了新生儿，很多小夫妻需要父母加入小家庭协助，家庭成员越多，关系越多，矛盾也越多。

（4）角色的不适应和关注力的转移： 妊娠期间，家人主要关注孕妇，而生产后，家人的注意力会转移到新生儿身上，产妇产生心理落差。

如何调整情绪问题

当产妇属于轻度抑郁情绪时（PHQ-9<10 分），可以尝试以下方法缓解。

（1）积极关注、支持和欣赏自己：积极关注和很具体地欣赏自己，例如，“刚刚宝宝稍微哭一下，我就立马察觉到宝宝饿了，我是一个敏感度很高的好妈妈”，改变对自己“无能”和“不被爱”的负性认知。

（2）激活资源：与关心自己的亲朋好友直接表达需求，需具体说出来要家人做什么，关心自己的人才能有行动的方向，也能做到情感支持；主动激发身边可用的资源，放下不好意思，直接表达困难和实际需要的帮助，与其独自生气不如直接开口，如洗衣服、做饭、给宝宝洗澡、换尿布、准备晚上用的奶瓶等。

（3）吐槽的力量：吐槽是很多女性很好的情绪宣泄方式，联系身边的亲朋好友，主动找他们聊天，只要能宣泄负面情绪即可。

当产妇属于中重度抑郁情绪时（PHQ-9>10 分），需寻求专业帮助。产妇的抑郁超出产妇本身和家人的应对能力范畴，如出现严重的自伤、自杀想法和冲动行为，需要接受专业人士的评估和诊断。必要时综合考虑药物治疗和心理治疗。

健康加油站

9 项患者健康问卷（patient health questionnaire-9 items，PHQ-9）

指导语：在过去两个星期，有多少时间您被以下问题所困扰？请根据您的实际情况选择相应的选项。

序号	题目	完全不会	几天	一半以上的日子	几乎每天
1	做什么事都感到没有兴趣或乐趣	0	1	2	3
2	感到心情低落	0	1	2	3
3	入睡困难、很难熟睡或睡太多	0	1	2	3
4	感到疲劳或无精打采	0	1	2	3
5	胃口不好或吃太多	0	1	2	3
6	觉得自己很糟，或很失败，或让自己或家人很失望	0	1	2	3
7	注意很难集中，如阅读报纸或看电视	0	1	2	3
8	动作或说话速度缓慢到别人可觉察的程度，或正好相反，即烦躁或坐立不安，动来动去的情况比平常更严重	0	1	2	3
9	有不如死掉或用某种方式伤害自己的念头	0	1	2	3
10	这些问题在您工作、处理家庭事务，或与他人相处上造成了多大困难	毫无困难	有点困难	非常困难	极度困难

结果分析

结果指标为量表总分，即将 1~9 各条目的总分相加。

评估抑郁症状的严重程度：0~4 分为无抑郁症状，5~9 分为轻度抑郁，10~14 分为中度抑郁，15 分以上为重度抑郁。

（钱　英）

关键词

代沟　理解　倾听

26. 我对孩子付出了全部的爱，为什么 TA 仍然感觉不被理解

爱孩子是一种本能，“不爱”却是一种智慧，而如何智慧地爱却是父母的必修课，对孩子付出全部的爱，但孩子却仍然感觉不被理解，为什么会这样呢？

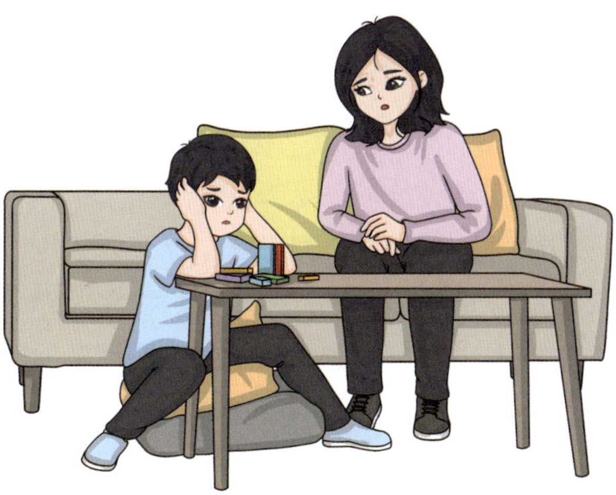

专家说

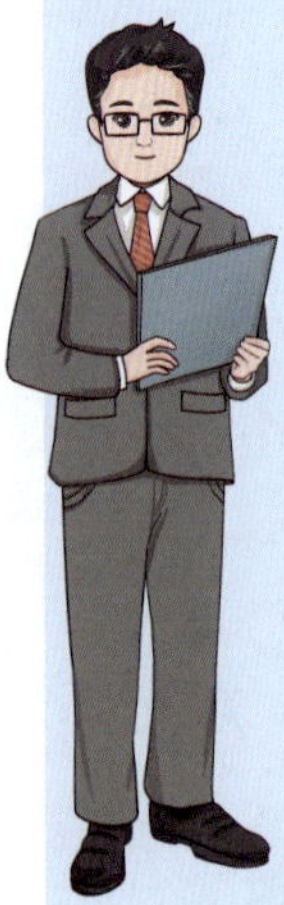

孩子感觉父母不理解自己的原因

（1）父母着急用自己的经验帮助孩子：作为父母，当孩子遇到问题时，很容易非常着急地想让孩子采用自己已有的成功经验，这是很自然的反应；也有父母看到孩子出了问题，便迫不及待地当起了“法官”，对孩子批评和威胁，如“谁让你不听我的，出事了吧”。

（2）习惯讲道理和教育孩子：家长习惯用讲道理的方式来让孩子知对错，为了让孩子少犯错。

（3）对孩子的情绪和观点不感兴趣：当父母经常忽视、误解或不理解孩子的情绪时，孩子或者会和父母对着干，或者会关上心门拒绝交流。

让孩子感受到父母理解他们的有效方法

（1）不当法官，学做律师：问孩子失败的感受，适时地给予安抚，像“律师”对待自己的当事人一样，维护孩子的自尊心，切实根据孩子的需要提供帮助。

（2）有效回应孩子的情感需求：第一，先关注孩子的举止，揣摩孩子的情绪；第二，理解和倾听孩子的心声，询问孩子我们猜得对不对，不要轻易给孩子负性评价，如“爸爸妈妈明白你的愤怒”；第三，接受和包容，用语言和行为让孩子感受到“虽然有些行为不可以，但你有任何的情绪都是可以的”；第四，肯定和支持孩子感受，如“在这种情况下，你能这样想、这样做真的很棒”。

（3）当权威性的父母：既能恰当回应孩子的情绪需求，也能有效地给孩子的行为提要求。例如，①给孩子有红线的自由：鼓励孩子培养独立性和自主性，允许孩子自由地探索，但还需给孩子的自由行为设置清晰的红线；②及时监控和反馈：不间断地监督孩子的行为是否超越了红线，并通过及时的奖惩机制，鼓励良好行为、减少不良行为；③谅解孩子的过错，并把这些过错看成孩子成长学习的契机，很少用惩罚，即使用，也绝不武断和暴力。

（钱 英）

27. 忙碌爸爸，如何让孩子感受到父爱与支持

关键词

亲子关系 父爱

许多爸爸因工作繁忙而无法经常陪伴在孩子身边，但这并不意味着爸爸不重要，即使时间有限，爸爸们仍然可以通过多种方式向孩子传递爱与支持。

专家说

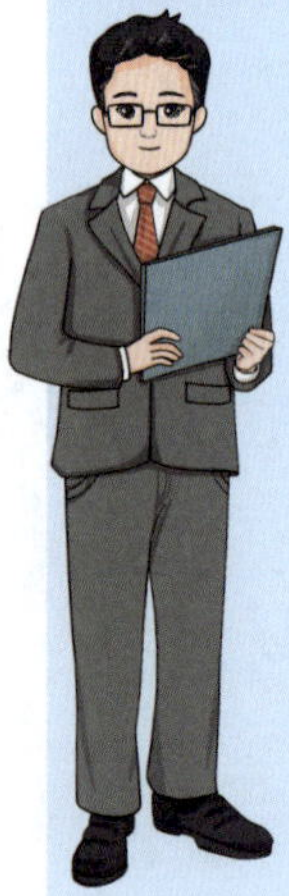

爸爸的功能

（1）**促进家庭功能完整：**“母爱如水”柔和细腻，“父爱如山”坚强和理性，可给予孩子力量感、安全感和自信心，二者相辅相成，不可或缺。

（2）**帮助孩子了解男性特征：**男女在逻辑思维、为人处世等方面有巨大差异。对于孩子来说，在亲子关系中体会男女差异，可为他们未来的社交、择偶等打下很好的基础。

爸爸如何做

国外学者 Gillian King 等认为，父亲参与是认知、情感、行为的投入总和，可进行如下尝试。

（1）**认知投入：**时代变迁，新一代儿童的需求也在不断演变，父亲需要更新教育理念，以便更好地理解和支持孩子。

（2）**情感投入：**也许物理上的距离难以克服，但通过电话、视频通话等方式保持沟通是非常重要的。当有机会面对面交流时，试着多倾听、少批评，用共情的态度去理解孩子的情绪变化，并给予适当的鼓励和支持，做不扫兴的爸爸，提供情绪价值！

（3）**行为投入：**加里·查普曼博士提出“爱的五种语言”，爸爸可以尝试：①表达肯定：给予孩子具体的欣赏和肯定，例如“今早我们约定一起去公园，你

7 点就起床收拾自己的房间，你的归置能力不错，而且时间观念很好”。②准备精心时刻：陪伴的“质量”远比陪伴的“数量”重要，利用有限的时间安排一些特别的活动，如和孩子一起去公园、阅读书籍等。父亲需放下手机、电脑，专注于孩子，倾听他们的想法，参与他们的世界。③准备礼物：定期或不定期给孩子准备一些小礼物，不必太贵重但可以体现特殊意义，如纪念照片、手工艺品等。④为孩子服务：关心孩子遇到的困难、负担，力所能及地主动提供帮助，如共同应对作业难题、人际困扰等。⑤身体接触：在孩子愿意的前提下进行身体接触，如给孩子拥抱，通过拍拍肩、握握手、摸摸头等方式，传达爱意。

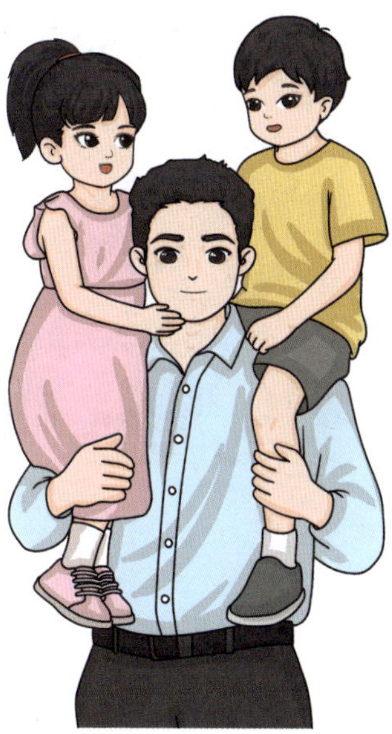

（钱　英）

心理健康系列

28. 如何与青春叛逆的孩子和谐相处

关键词

青春期 叛逆 亲子关系

青春期通常指 12~18 岁这个年龄段，是从孩子过渡到成年的特殊时期。这是一个产生独立人格的重要转变期，也是一个不稳定的时期。孩子渴望独立、长大和享受成人的权利，但还没有足够的经验，需要依赖父母，此时孩子其实非常需要父母的支持和理解。那么父母该如何与叛逆期的孩子和谐相处呢？

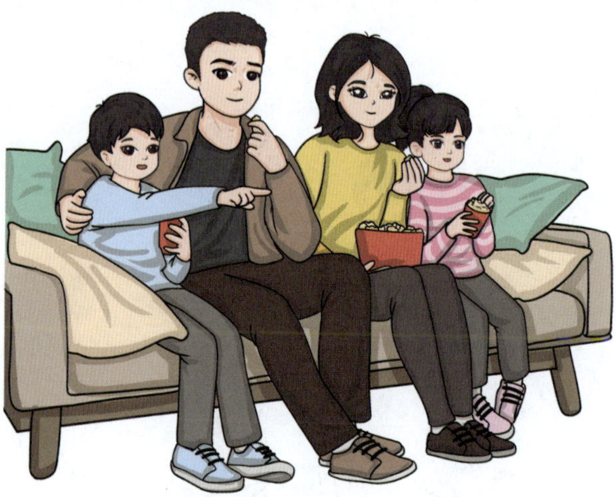

专家说

（1）为孩子进入青春期而点赞：心理学家埃里克森的人格发展八阶段理论中，青春期的主题是发展出“自我同一性”，即我是谁？我要成为什么样的

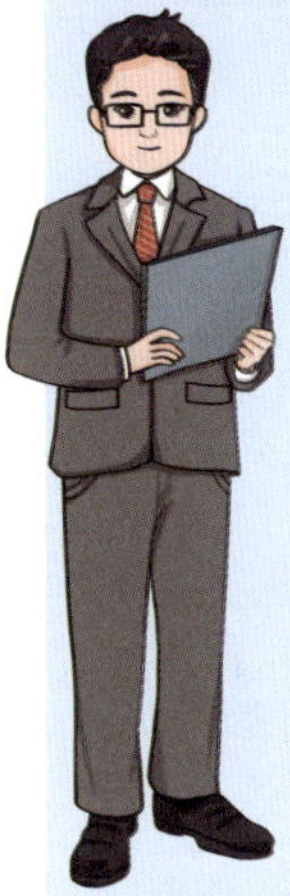

人？而叛逆是青少年探索自我和独立性的正常且健康的心理发展阶段。叛逆并非孩子对父母的否定，而是孩子通过挑战规则、质疑权威来探索自己的身份和能力。

（2）以身作则：需要给孩子做“以身作则”的示范，不仅要给孩子提要求，也要对自己提要求；尤其当自己“百密一疏”犯错的时候，需要能够在孩子面前自我反思和检讨。“专制”“独裁”“双重标准”只会激发孩子产生逆反的情绪，拉开与孩子的距离。

（3）三多三少：①当发现孩子拒绝或回避我们时，多用描述性语言沟通，少用评价性语言交流。例如，不要说“你只顾玩手机不写作业是吧？你怎么这么懒，太过分了！”而是要说“爸爸看到你放学回家后就看手机，现在9点了，爸爸担心你作业完成不了，也有点担心你会不会手机上瘾，你觉得呢”。②当发现孩子遇到困难时，多倾听，少给建议。抱着学习的心态，倾听孩子的想法和感受，与孩子对话时，避免打断或急于给出自己的意见，更多地问一些开放性问题，鼓励他们表达内心的真实想法，例如，“你怎么看待这件事情？”倾听过程中要避免批评和指责，用情绪词反馈孩子，如愤怒、委屈、高兴、惊喜等，理解孩子的内在需求，明白他们渴望被认可和尊重，也需要一个可以自由表达思想的空间。③当发现孩子想要冒险时，多给空间，少限制。只要不是涉及危害自身或他人安全和利益的事情，信任孩子，给予孩子尝试的机会，就算出现问题，也是孩子成长的契机。

（钱　英）

29. 多子女家庭的父母如何平衡子女的养育

关键词：多子女家庭　平衡

每个孩子都渴望得到父母的平等对待和关爱，父母也特别希望自己能一碗水端平，但实际相处中，往往会因为各种原因难以做到平等，那么父母该如何做，才能平衡子女之间的养育。

专家说

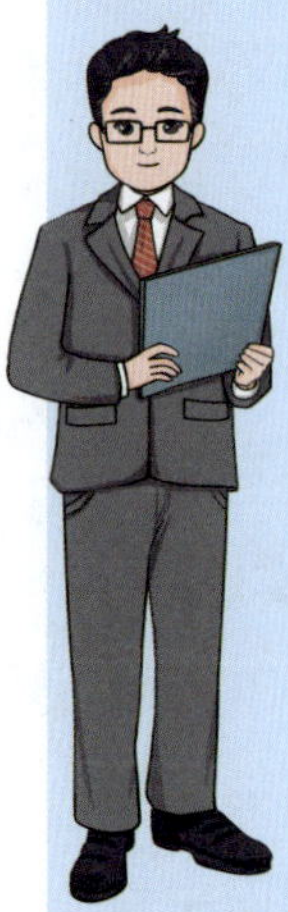

（1）物质上平等：物质上的平等，即给孩子提供物质需求时，尽量保持一致。很多父母会不注意一些细节上的差异，如颜色或样式等，从大人的视角觉得并不影响，但是从孩子年幼的视角来看，这些细节上的差异可能就会涉及公平与不公平。

（2）中立：中立是心理学术语，除非涉及伤害自己或他人的生命健康时，父母必须得干预。兄弟姐妹之间日常的小冲突，是孩子学会应对冲突和换位思考的机会，父母可放手，任由孩子们协商解决。当孩子们到父母面前要求发表意见时，可轮流结盟，既看到每个孩子的委屈点，也看到积极点。

（3）培养孩子成为小助手：父母的时间和精力都是有限的，与其疲于应对孩子们的各项矛盾，不如发展孩子成为自己的小助手。例如，两个孩子争抢父母的关注时，可让老二协助父母给老大创造一个安静的学习环境，让老大协助父母去管理老二想引起父母注意力的行为。小助手角色会激发他们解决问题的动力，父母也能有更多的精力和心力去关注孩子的进步点。

（4）公平标尺：允许孩子有公平标尺，定期对父母做得公不公平进行反馈，范围为 0~10 分，0 分是没有公平可言，10 分是非常公平。父母可以经常问问孩子自己的表现在孩子心里的评分是多少？为什么？希望我们怎么做才更加符合他们心里的公平？

（5）公平并非绝对化：有些无法做到绝对公平的情况，如当客观上只有一个名额时，谁先开始？以下建议供参考。第一，巧用序位原则，如年长者优先，下一次依次排序；第二，使用抓阄等方式，后面就让这次没有排到的人优先。同时也提醒家长朋友不必太为难自己，如果你心里真的情不自禁会偏爱一方，那么可和配偶商量好，让配偶去偏爱另外一方，这样孩子之间也能取得平衡。总之，公平并不是绝对的，相信每位家长注意到后，就能有属于你们的智慧解决方案。

（钱　英）

30. 当孩子有精神心理问题，我该怎么办

关键词
精神心理　应对方式　亲子

有研究表明，我国儿童青少年整体精神障碍患病率为 17.5%，儿童和青少年精神心理问题很普遍，但我国在这方面科普较少，使得家长们遇到孩子的精神心理问题常常手足无措。

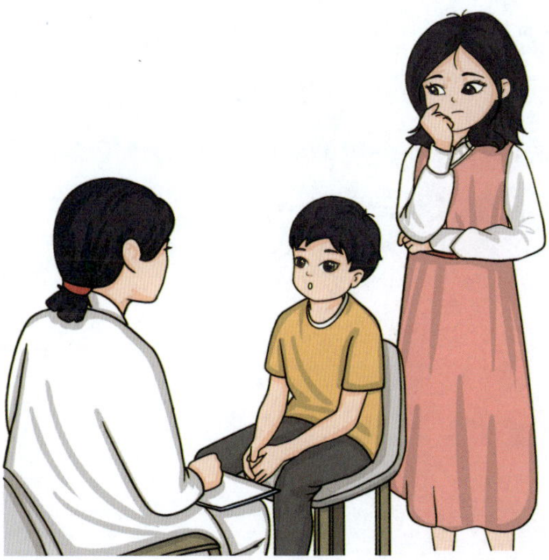

专家说

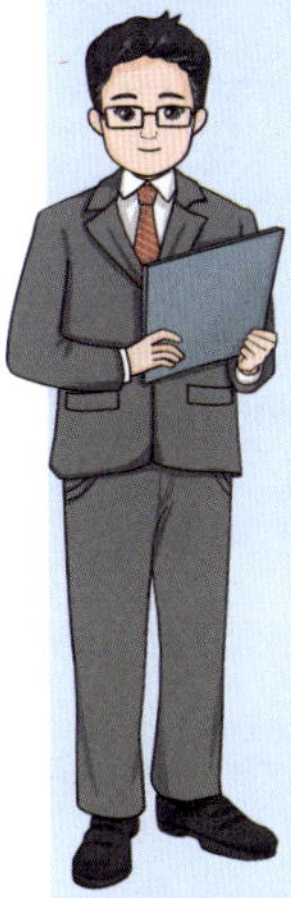

寻求专业帮助

（1）精神科医生的评估、诊断和建议：当孩子有精神心理问题时，寻求精神科医生的评估、诊断和治疗尤为重要，特别是抑郁症。中重度抑郁症会有自残、自杀的想法和冲动，需要保障孩子获得当下最紧急的帮助。

（2）如果需药物治疗，及时反馈药物效果：“药物治疗为主，心理治疗为辅”，如需药物治疗，正常在 2~4 周之间药物疗效会有所体现，无论是有效果、无效果还是其他反应，都应及时和医生反馈，让医生及时调整药物剂量、种类或搭配，3 个月内尽量保持相对固定的医生，以观察病情变化并调整治疗方案。

（3）何时选择心理治疗：当精神科医生评估孩子可以加入心理咨询与治疗时，家长可考虑让孩子进行心理治疗，目前许多医院设有心理门诊，带上孩子相关评估、诊断和治疗的资料，寻找适合孩子的心理治疗师，如问题源于家庭，可选家庭系统治疗。除了医院系统，还有其他正规公司或有实力的心理咨询师可选择。

父母需要做什么

（1）识别自己被“传染”的情绪和有信心的陪伴：由于情绪问题有极大的“传染性”，作为父母，常常坚持几天就会使自己被“传染”得烦躁不安，自乱阵脚，导致恶性循环或精疲力竭，孩子的疾病却得不到有效控制。父母要告诉自己，现在的很多情绪都是被孩子“传染”的，需保持最终康复的信念，才能让孩子有安全感。

（2）倾听并理解孩子的感受：有心理困扰的孩子很脆弱，需要父母的倾听和理解，父母用心听和观察，不需要讲道理，如需反馈，就用情绪形容词反馈孩子，如“你是不是感觉这件事很让你委屈”。让孩子有宣泄机会，负面情绪如能被表达和宣泄，往往就无害了。当然，能做到有耐心地倾听孩子表达不良情绪不是一件容易的事情，需要练习。

（钱　英）

关键词：离婚　心理健康　亲子关系

31. 父母离异一定会影响孩子的心理健康吗

民政部网站发布的《2023 年民政事业发展统计公报》显示，2023 年依法办理离婚手续的夫妻有 360.53 万对，离婚率为 2.6‰。父母离异一定会影响孩子的心理健康吗？

专家说

有差异如何合作：双方教养观念和模式有差异

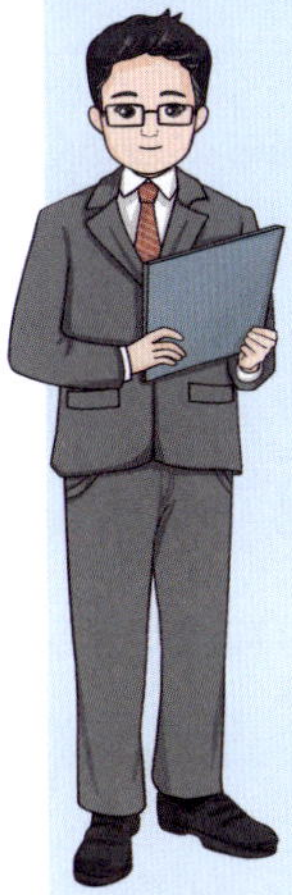

（1）商量着来：这是比较推荐的方法，父母双方能商量，相互尊重又彼此合作。

（2）以一方为主：如教养孩子以爸爸为主，那妈妈以经济支持为佳，妈妈配合好爸爸的养育模式，不拆台，反过来也是。

（3）双方教养风格差异特别大，无法达成一致时，轮流养育孩子：如妈妈管周一到周五，爸爸管周六和周日；或者把某一件事情分类，一件事情一个家长管，如妈妈管孩子的吃饭、洗澡、睡觉，爸爸管孩子的学习和运动等。

用父母角色合作，不代入夫妻关系

注重用行动来关爱孩子，让孩子切实感受并相信，不论爸爸妈妈之间关系如何，都不影响爸爸作为父亲、妈妈作为母亲对孩子的爱。对于爱孩子这件事，是双方共同一致的目标，以合作养孩子为共同目标，避免代入前任夫妻的矛盾关系。

不把夫妻关系问题归结为孩子的错

避免和孩子说“妈妈 / 爸爸之所以一直在痛苦的婚姻中忍受，就是为了你”，或“我们吵架是因为教育你的观点不一致”等，这样会导致孩子易自责，对其自我认可和价值的建立造成极大阻碍。

不为难孩子，不结盟

夫妻双方有冲突、矛盾或冷战时，会不自觉地将孩子拉入自己的阵营中来。可以表达对配偶的不满，但是要告诉孩子，这只是我单方面的感受，你可以有不同的想法。如果让孩子在两个他最爱的人面前选择站队，其实不单单是孩子，即使成年人来说，也是一个极其艰难和痛苦的选择。

（钱　英）

五

破局职场之路

32. 刚刚入职，心理压力很大怎么办

关键词：职场　人际关系　心理压力

“早上 7 点的闹钟第 3 次响起，你盯着天花板想：报表还没做完？昨天是不是说错话了？为什么同事们的眼神都怪怪的……”这样的新人焦虑你是否正在经历？别担心，超过 83% 的职场菜鸟都和你同病相怜！

专家说

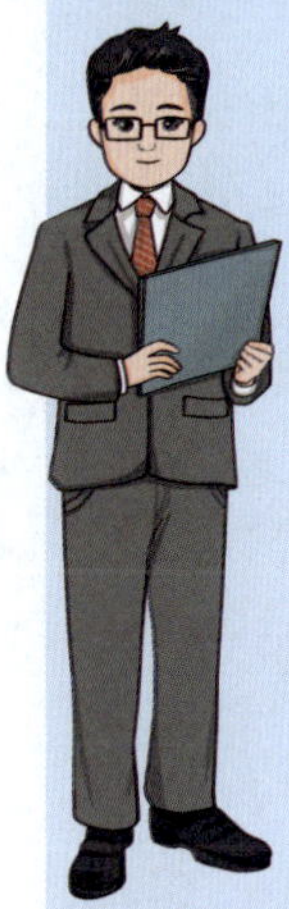

压力来源自查

（1）工作内容：对工作内容不熟悉？工作量过大？工作节奏太快？仔细分析工作中的每个环节，找到你感到吃力的具体点。例如，你可能擅长数据分析，但对客户沟通感到困难。

（2）人际关系：你与同事、上级的关系融洽吗？是否感到被排斥或孤立？观察你的工作环境，看看是否存在人际冲突，以及你自身在人际交往中是否存在需要改进的地方。

（3）完美主义：你的自我预期是否过高，要求自己必须完美地完成每一项任务？这是一种常见的压力来源，你需要学会调整自己的期望值，允许自己犯错，并从错误中学习。

（4）不适应感：新的工作环境、新的工作方式、新同事，都需要时间去适应。这种不适应感本身就是一种压力来源，你需要给自己足够的时间去学习和适应。

健康加油站

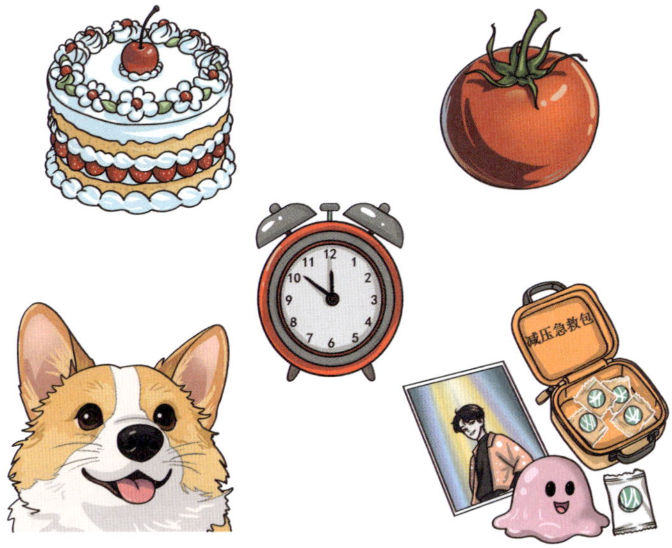

解 压 锦 囊

（1）切蛋糕法则：把“完成季度报告”这样的大任务，切成“收集数据→整理重点→撰写初稿”三块小蛋糕，每完成一块就奖励自己一份小零食或一段追剧时间。

（2）番茄钟闯关：设置 25 分钟专注时间挑战赛，完成后获得 5 分钟“摸鱼特权”。偷偷告诉你，人的专注力就像手机电量，需要间歇性充电哦！

（3）建立 3 分钟社交：每天主动和 1 位同事进行“电梯对话”，如“张姐今天的耳环好特别”“王哥推荐的咖啡店真不错”，这些碎片化交流能快速拉近距离。某项调查显示，新人适应期从 3 个月缩短到 1.5 个月的小秘诀是——每周主动请教同事 1 个问题。

(4)设置犯错额度：给自己发3张“新人免罪卡”，允许本月犯3个小错误。记住，职场不是考场，60分的及时完成比100分的拖延更重要！

(5)打造能量补给站：准备个减压急救包，包括薄荷糖、解压玩具、偶像照片等，遇到焦灼时刻，给自己3分钟专属治愈时间。

（石　川）

关键词　职业选择　动态评估

33. 我该如何面对**职业选择**的迷茫

职业迷茫是几乎所有成年人都会面临的，其实，职业选择没有“唯一正解”，而是一个动态观察和不断调整的过程。迷茫时，与其纠结“选什么”，不如先迈出一步去体验，在行动中逐步修正方向。

专家说

在职业选择出现迷茫时，可以通过以下方式来“行动”和“体验”。首先是自我评估，先了解自己的兴趣与价值观、能力与优势、技能和过往成就，思考哪些能力可以迁移到职业中。其次是职业探索，只有通过大量的信息搜集，才能了解某一个行业的全方面内容。最后是实践体验，通过与选定的几个职业的相关人员对话、实地参观或实习等方式，了解适合自己的职业。

在这个过程中，我们要设置阶段性目标，将长期目标拆解为短期行动，给自己一段时间的尝试，并允许有一段试错期。此外，还要坚定地告诉自己：迷茫本身是探索的一部分，而非失败。

健康加油站

SWOT 分析法是帮助成年人职业选择的重要工具，可以借助其列出职业选择中内部的优势（strengths，S）、劣势（weaknesses，W），以及外部的机会（opportunities，O）和威胁（threats，T），帮助理性决策。当然，SWOT 不是“一次性清单”，而是动态思考的起点。关键在于将分析结果转化为具体行动，并持续追踪效果。在制作清单的过程中，可以多次进行自我提问：“我的优势表现在哪里？”（S），“外部世界的机会是什么？”（O），“什么因素可能阻碍我的发展？”（W/T）。

	内部优势（S）	内部劣势（W）
外部机会（O）	SO 策略（利用优势抓住机会）	WO 策略（克服劣势把握机会）
外部威胁（T）	ST 策略（用优势抵御威胁）	WT 策略（减少劣势规避威胁）

（苏　虹　刘　竞）

34. 嫉妒同事是正常的吗

在职场竞争中，嫉妒是一种常见情绪，源于对他人优势（如能力、资源、认可）的渴望，以及与自我比较中的落差感。它的出现是正常心理反应，因为嫉妒只是信号，而非问题本身，它提示我们内心未被满足的期待（如渴望认可、成长空间），但需警惕其演变为持续内耗或破坏性行为。

关键词

职场竞争　嫉妒

专家说

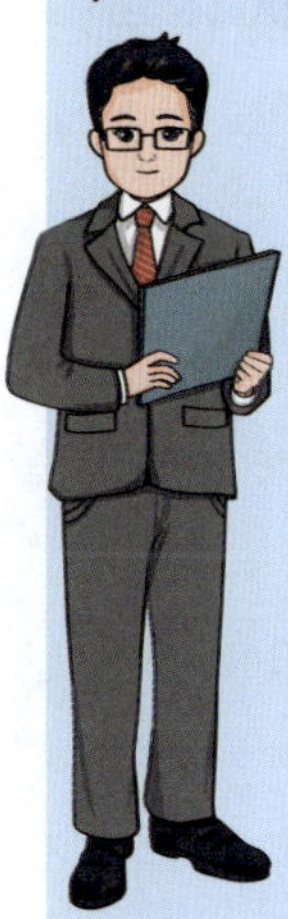

嫉妒是一种复杂的情绪，它是一种变相的赞美，也是一种变相的自卑。职场非赛场，同事情谊与适度竞争可并存，长远看，试着把“为什么 TA 比我强”转化为“我需要什么资源 / 行动来靠近目标”。

为何说嫉妒是“变相的赞美”？因为承认他人优势（嫉妒的对象往往拥有你渴望但暂时未得到的特质），本质是对其价值的隐性肯定。这也是在映射内心需求，即嫉妒像一面镜子，照出你未被满足的期待。

为何说嫉妒是“变相的自卑”？因为这种情绪的失衡是自我价值感失衡。通过与他人比较来定义自身价值，本质是对“我不够好”的焦虑投射。

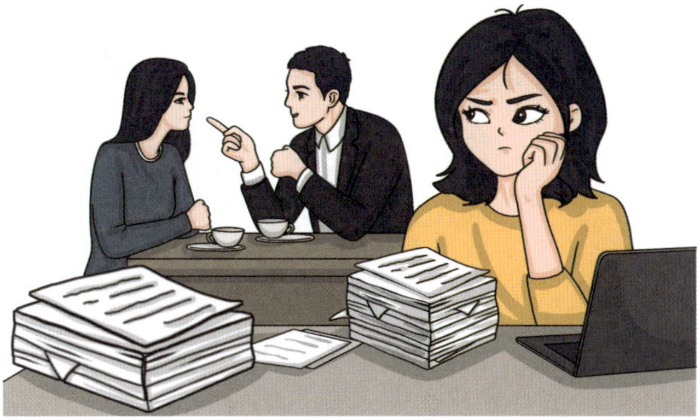

健康加油站

我们在职场中会不自觉地向上比较（和更优秀者对比），易引发嫉妒，这种比较是一种非理性信念，无法带来共赢，容易让我们产生对自己的不满、对别人的攻击。

首先，需要承认这是大家都会存在的正常现象，我们可以先接纳情绪。

其次，转化能量，让别人的优秀可以被我们承认，并主动表达赞赏。

最后，重构关系，尝试与嫉妒对象合作，化“对手”为“队友”。

（苏　虹　刘　竞）

35. 如何平衡家庭责任与个人职业发展

关键词 职业发展 平衡 家庭责任

平衡家庭责任与个人职业发展是现代人普遍面临的挑战，家庭与职业并非对手，而是共同托举你人生的两股浪潮。我们可以从“二元对立”转化为“协同共赢”。

专家说

家庭与职业的冲突本质是时间与角色资源的分配问题，我们没有办法在同一时间承担两种角色，所以在这个过程中需要不断平衡，可以基于以下原则应对：①动态平衡：接受不同人生阶段侧重不同角色（如育儿期家庭投入增加）。②协同思维：寻找家庭责任与职业发展的共赢点（如弹性工作制兼顾陪伴）。③边界管理：设定物理 / 心理界限（如下班后 1 小时“家庭时间”不处理工作）。

健康加油站

给你的职场一点“颜色”——生涯彩虹图

人生角色（如工作者、学生、子女）在不同阶段的权重会发生变化，职业选择需兼顾长期人生规划。生涯规划大师舒伯（Donald E. Super）的生涯彩虹图是一种直观的生涯规划工具，通过分析人生不同阶段的角色分配，帮助厘清职业与生活的平衡关系。

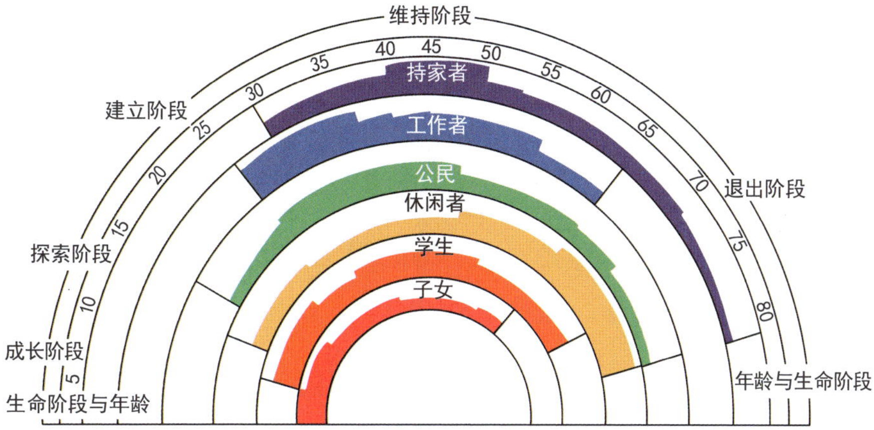

步骤 1：划分人生阶段　将你的年龄按 5~10 年分段，并标注当前阶段。

0~14 岁：成长期。

15~24 岁：探索期（学生角色为主）。

25~44 岁：建立期（职业发展关键期）。

45~64 岁：维持期。

65 岁 +：衰退期。

步骤 2：列出人生角色　选择 6~8 个角色，如子女、学生、工作者、配偶 / 伴侣、父母、持家者、公民（社会贡献）、休闲者等。

步骤 3：绘制彩虹图

画横轴：标出人生阶段（可用年龄段或具体年份表示）。

画纵轴：从内到外依次排列角色（一般将“子女”放在最内层）。

填充彩虹条：颜色，为每个角色分配不同颜色（如工作者 - 蓝色，休闲者 - 黄色）；宽度，根据某阶段中该角色投入的时间精力占比，决定彩虹条的粗细。

步骤 4：标注角色互动 用箭头或文字说明角色间的关联，例如，“工作者”与“休闲者”冲突（加班导致休闲时间减少）；“配偶”与“持家者”相互支持（共同分担家务）。

（苏　虹　钱　明）

36. 被领导训斥后，我该怎么平息自己

当我们在职场里遇到冲突，尤其是被领导训斥之后，我们的心情如何？应如何处理呢？

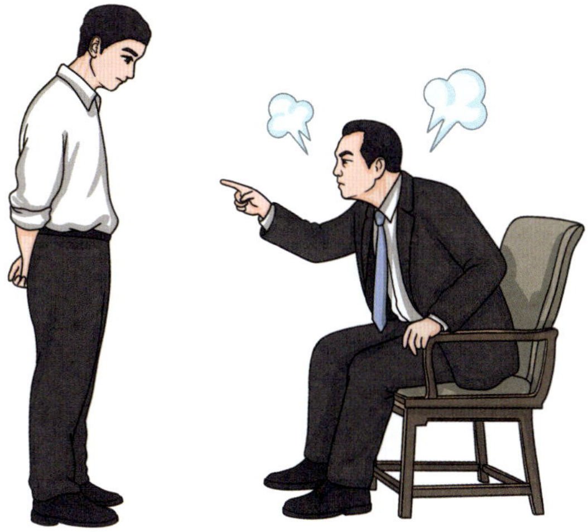

关键词

职场冲突　沟通

专家说

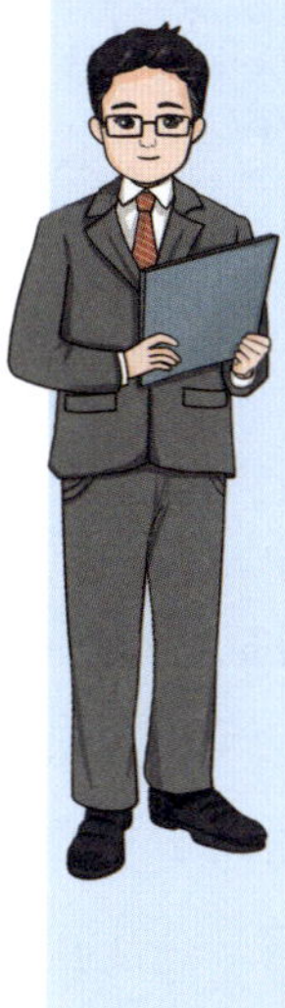

很多成年人在职场上不惧怕工作的繁忙，但唯独害怕领导对自己的训斥，这其实说明了一种现象，那就是在被训斥的瞬间，我们已然不是那个应对工作的成年人了，而是童年印记被激活。领导训斥我们的状态像极了小时候父母训斥我们的样子，所以对领导的害怕，可能是唤醒了早年面对权威（如父母 / 老师）的受挫体验。这个体验让我们的自我价值感动摇，形成“我不够好”的自我评价。

如何平息自己

第一，需要了解自己当前被训斥的感受，是小时候受挫的经历被激活了，而不是被眼前的领导吓到了，我们害怕的不是领导，而是那一刻被激活的感受和想象。

第二，需要调整姿态重新面对眼前的领导，那是一个有父母特质、成人特质，也有儿童特质的人，他和我们有一样的喜怒哀乐，我们可以与之平等和放松地相处。

第三，我们可以决定自己从儿童状态切换到成人状态，理性应对职场中与领导的冲突。我们也可以对内心的小孩说："即使被批评，你依然值得被尊重，我们可以一起学习进步。"用"成人自我"为"儿童自我"提供支持，而非压抑情绪。

（苏　虹　钱　明）

关键词
松弛感　规划　放松

37. 如何在工作生活**快节奏**中找到"**松弛感**"

在快节奏的工作生活中寻找松弛感，是一种重要的自我调节方式。它意味着在繁忙的日程中，我们仍需为自己保留一些空闲和放松的时间，用以恢复精力，调整心态。这松弛感可能来自一场与朋友的午后聚会，一杯悠闲的咖啡时光，或是一段静谧的自我冥想。它让我们暂时远离工作的压力，享受生活的美好，以更加饱满的热情和状态，重新投入工作和生活中去。寻找松弛感，并不意味着逃避责任或懒惰，而是一种智慧的生活方式，它教会我们如何在紧张与放松之间找到平衡，让生活更加丰富多彩。

专家说

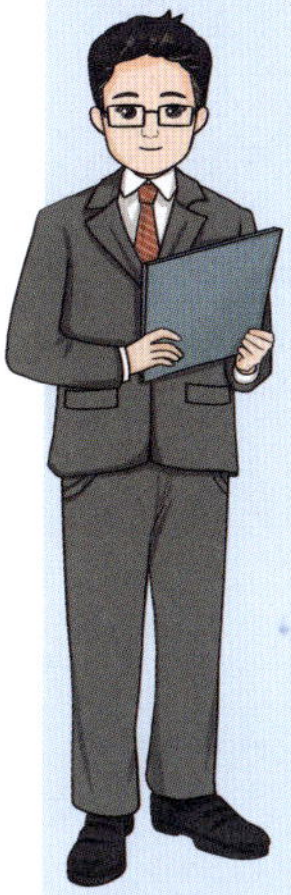

预防焦虑症的策略

（1）构建稳固社交关系，参与社会活动，以获得情感支持。

（2）练习冥想、深呼吸等放松技巧，缓解压力，维持内心平静；保持积极心态，面对压力挑战时，积极自我暗示，相信自己能应对。

（3）掌握情绪调节技巧，及时释放负面情绪。

（4）塑造积极的心理状态，通过正面自我对话、降低自我期望来维护心理平衡。

（5）定期开展心理评估，借助测试和咨询了解自身心理状况。

（6）合理规划生活作息，制定清晰的计划，安排好工作和生活，避免过度劳累和熬夜。

（7）发展个人爱好，转移注意力，工作之余阅读、运动等，放松心情，释放压力；保持健康生活方式，注重饮食健康，适量运动。

（8）学会拒绝不必要的任务和责任，避免过度承担，合理分配时间和精力。

健康加油站

定期进入松弛感状态，能降低焦虑和压力，调节免疫系统，提高身体健康，还有助于应对生活挑战，保持积极乐观的态度。但要注意，松弛感不是刻意营造的，过度追求反而可能产生新的焦虑和压力。我们要学会自然地接受自己，包括紧张和焦虑情绪，在不确定场合练习对自己的允许和接纳，允许自己暂时不那么松弛。

（陈大球　苏朝霞）

关键词

职场快乐　辞职　规划

38. 工作**不快乐**，我该**辞职**吗

我们不能仅凭“快不快乐”来决定是否辞职，需要首先评估“不快乐”的本质，再探索未来出路。

专家说

在决定是否辞职前，需系统评估“工作不快乐”的根源，避免情绪化决策。

（1）评估不快乐的类型，是短期压力还是长期消耗（如价值观冲突）？如果是短期压力可以调整，而长期消耗需警惕。

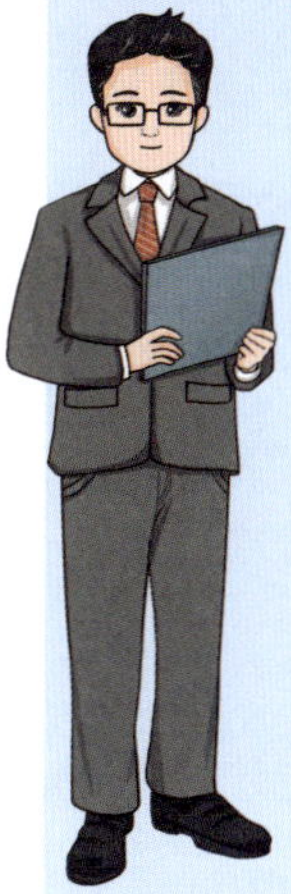

（2）评估不快乐的可改变性，通过沟通、转岗、技能提升能否改善现状？

（3）评估机会成本，辞职后的经济储备是否能够支撑空窗期？是否有明确的下阶段目标？

（4）评估核心需求排序。

温馨提示

（1）勿把辞职当解药：80% 的职场问题不会因换工作而消失，除非你已完成认知升级。

（2）允许“灰度决策”：骑驴找马、兼职探索、停薪留职等。

健康加油站

你的“职业锚”（深层价值观）决定长期满意度。职业锚与职业快乐是职业规划中相互关联的核心概念，前者决定职业底层驱动力，后者反映职业体验的满足感。二者的匹配程度越高，职业幸福感越强。我们可以通过以下方面来确定自己的满意度。

（1）技术 / 职能型：渴望专业精深，当前工作是否技术边缘化？

（2）自主 / 独立型：需要灵活自主，现有制度是否过度管控？

（3）安全 / 稳定型：重视稳定性，公司是否有裁员风险？

（4）其他锚点：管理型、创造 / 创业型、服务 / 奉献型、挑战型、生活型。

若当前工作严重偏离核心职业锚，辞职可能是理性选择。

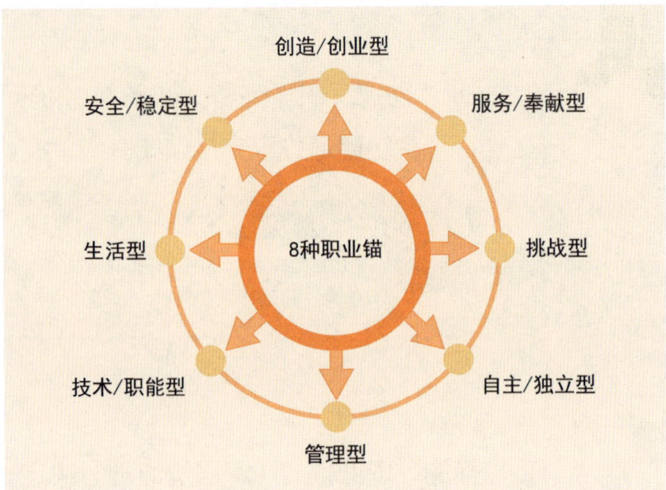

（苏　虹　钱　明）

第三章

我的精神心理之旅

像只黑狗的抑郁

1. 最近心情很坏，我抑郁了吗

“最近心情很坏，我抑郁了吗？”答案是不一定。大家口中的“心情很坏”，在医学中指的是一种情绪状态，情绪是个体对外界刺激引起喜、怒、哀、乐等的感受。而“抑郁症”是最常见的精神障碍之一，是一类以心境低落为主要表现的疾病总称。

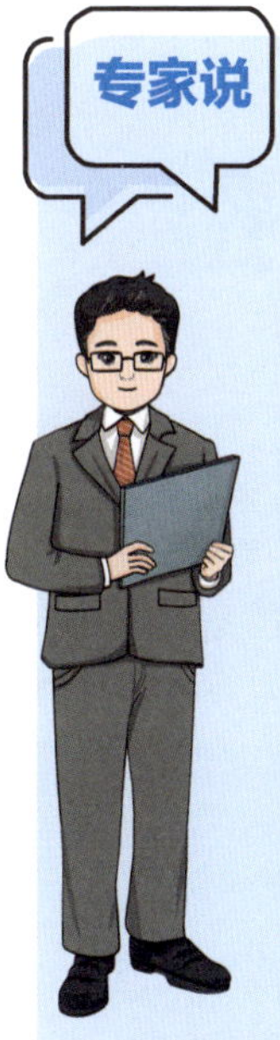

（1）抑郁情绪是人们面对压力、挫折时的一种正常情绪反应，是每个人在生活中都会经历的心理反应，通常持续时间较短，可以通过自我调节得到缓解。而抑郁症需要满足症状、病程、严重程度和排除 4 个标准，并需要由精神科医生通过病史采集、精神检查和必要的化验检查后才可明确诊断的一种疾病。

（2）在网上填写心理问卷靠谱吗？自行填写的问卷在医学上称为自评量表，如 9 项患者健康问卷（简称 PHQ-9），只能用作疾病筛查，不能用来诊断疾病。

（3）请以平和的心态面对抑郁症，它是可治疗、可痊愈的疾病。

关键词

情绪 抑郁症

健康加油站

9 项患者健康问卷是临床上常用来进行抑郁症筛查的自评问卷，共有 9 项症状条目和 1 项总体功能评价条目，一般评定的时间范围是最近 2 周，适用于成年人。根据其总体得分评估抑郁症状的严重程度，总分高于一定值提示患有抑郁症的可能性大。如果是用于青少年，可选用青少年版问卷（简称 PHQ-A）。需要注意，这两个问卷都不能直接诊断抑郁症。

（史晓宁　尚莉莉）

2. 哪些人更容易患**抑郁症**

抑郁症是一种严重危害人类健康的疾病，与高血压、糖尿病等慢性疾病一样，在现实生活中很常见。有一些特定群体，更容易罹患此类疾病。

专家说

（1）青少年：青少年由于心智尚未完全成熟，面对各种适应压力，如学业、人际关系和自我认同等因素的影响，容易出现抑郁状态，其中有些人可能患病。青少年的应对机制尚未完全发展，因此容易受到抑郁症的困扰。

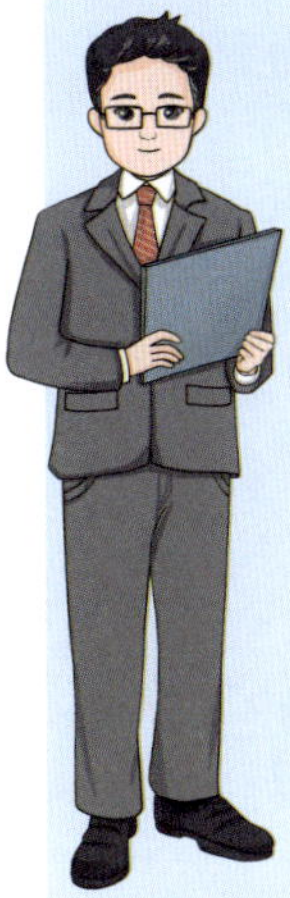

（2）职场人士：尤其是正处于中年阶段的群体，他们不仅要应对职场中的竞争和挑战，还要承担起抚养子女、赡养年迈父母的责任。多重压力使得他们在精神和情感上承受巨大的挑战，从而增加患抑郁症的风险。

（3）女性群体：从生物学角度来看，女性一生中要经历青春期、围产期和更年期等特殊阶段。处于这些时期的女性，体内的雌激素和孕激素会发生剧烈变化，此外，其生活环境和角色也面临巨大转变，这些变化会间接影响神经内分泌系统功能，可能导致功能异常，引发焦虑、失眠等一系列问题。

（4）老年人群：随着年龄的增长，个体可能会面临更多健康问题，需要服用多种药物。此外，经济来源的减少、社会支持系统的逐渐匮乏，以及配偶生病或去世等事件，都可能使老年人感到孤独和无助，从而增加患抑郁症的可能性。

健康加油站

抑郁症的发生与多种风险因素有关。研究表明，抑郁症患者的亲属，尤其是直系亲属，患抑郁症的风险显著升高，这可能与遗传因素和家庭环境的影响有关。其他因素，如低收入、生活境遇不佳、面临应激状况和儿童期曾遭遇创伤性事件，甚至是冬季阴沉的天气、夜班频繁、缺乏阳光照射、生活方式不健康等，都可能成为抑郁症的风险因素。此外，烟酒、药物滥用和依赖也可能是抑郁症的危险因素。因此，对于这些高风险人群，社会各界应给予更多的关注和支持，帮助他们预防和应对抑郁症。

（史晓宁　胡　晨　于红晔）

关键词

抑郁障碍　围产期抑郁

3. 我产后是抑郁了吗

产后抑郁障碍是妇女生产之后出现的以情绪持续低落为主，并伴有心理和生理症状的精神障碍。近年来，围产期抑郁对产后抑郁的概念进一步扩展，将妊娠期到产后 1 年妇女发生的轻度至重度抑郁障碍，均归为围产期抑郁障碍。产后抑郁障碍发病率呈上升趋势，全球 10%~15% 的产妇受其影响，不仅对产妇自身产生影响，还会对婴儿和家庭产生重大影响和伤害。

健康术语

产后情绪不良

产后情绪不良是一种短暂的适应不良状态，持续时间多为几天，一般不超过 2 周。产后情绪不良对产妇的社会功能影响不大，通常不需要特殊干预，心理咨询可能会帮助产妇更好地应对这些情绪。

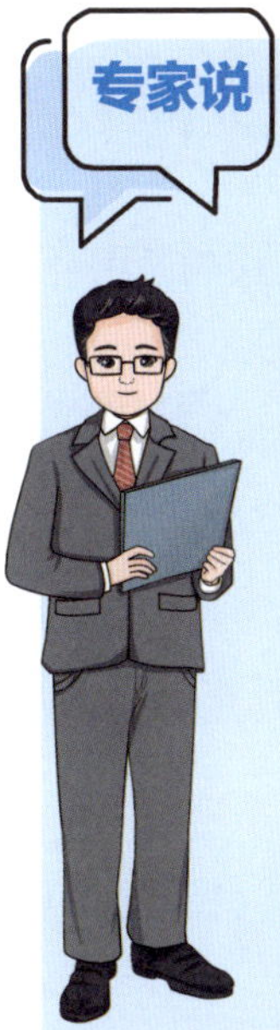

产后抑郁的常见症状有哪些

（1）情绪症状：持续悲伤、空虚或有绝望感，情绪波动明显，对宝宝或家庭缺乏兴趣，极端的焦虑或恐慌，过度自责或罪恶感。

（2）生理症状：睡眠问题，疲劳或缺乏活力，食欲改变，头痛、胃痛或其他身体疼痛。

（3）心理症状：集中注意力困难，决策困难或犹豫不决，思维迟缓或混乱。

（4）行为症状：社交退缩，与家人和朋友交往减少，自我照顾能力下降。

产后抑郁会持续多久

产后抑郁症状持续时间有很大差异，受到多种因素的影响，包括产妇的生理和心理状态、社会支持系统的质量以及是否及时接受专业治疗。轻度抑郁可能持续几周到几个月，而重度抑郁则可能持续一年以上。如果症状持续超过 2 周，或症状严重已经影响了日常生活、照顾自己和婴儿的能力，应及时寻求专业帮助。

产后抑郁可以治疗吗

产后抑郁是可以治疗的，而且有多种治疗方式，可根据产妇的具体情况和需求来制定个体化的方案。

例如，心理治疗，如认知行为治疗或人际心理治疗等可以帮助改变消极思维和行为模式；药物治疗可以帮助调节大脑中的化学物质，减轻抑郁症状。当然，来自家人、朋友或专业支持团体的支持以及加强自我照顾对恢复也至关重要。

（史晓宁　王　丹）

4. 患**抑郁症**是不是因为**心眼小、太矫情**

“别太矫情”“心眼太小才会抑郁”，这些对抑郁症患者的误解，像一把把无形的刀，阻碍着无数患者走向康复之路。

专家说

抑郁症是多重因素所导致的疾病，现代医学证实，抑郁症是一种由遗传、生物、环境和社会心理等多重因素共同作用所致的复杂疾病。

（1）抑郁症可能有遗传倾向：研究显示，抑郁症患者的家族中，抑郁症的发病率显著高于一般人群，这表明抑郁症存在遗传倾向。

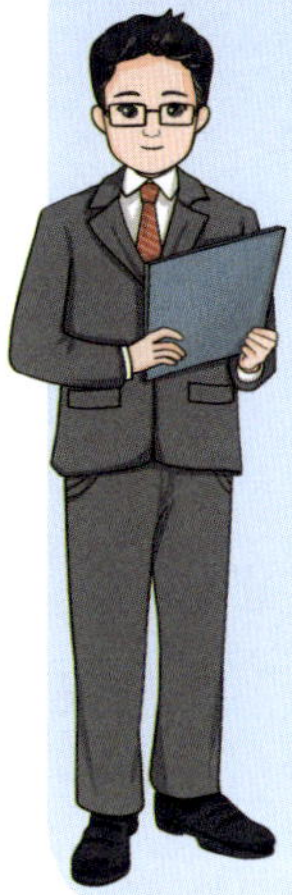

（2）生物因素：大脑中的神经递质（如5-羟色胺、去甲肾上腺素等）失衡，如同手机信号只剩1格，加载不出快乐。

（3）环境因素：亲人离世、失业等重大打击相当于“最后一根稻草”，可能会压垮心理防线。

（4）社会心理因素：完美主义者如同紧绷的琴弦，在压力下更容易断裂，但这不是性格缺陷。

健康加油站

破除抑郁症的认知误区

（1）“性格软弱才会得病”：英国首相丘吉尔、美国作家海明威都曾饱受抑郁困扰，事实证明这与性格强弱无关。

（2）“就是心情不好”：抑郁症患者会经历持续2周以上的生理症状，包括失眠、食欲改变、不明原因的躯体疼痛等。

（3）“想开点就好了”：就像不能要求骨折患者“站起来”一样，抑郁症需要专业的医学干预。

撕掉偏见标签是第一步，让我们共同营造理解、接纳、支持的社会环境，让每个受伤的心灵都能找到回家的路。

（史晓宁　许　诺）

5. 为什么我总觉得自己一无是处

关键词

抑郁症

抑郁症是一种情绪相关疾病，对情绪、兴趣、体力、食欲、睡眠等很多方面都会造成影响。主要表现就是心情持续低落，对平时喜欢的事情也提不起劲儿，失去兴趣，还可能出现浑身乏力。

专家说

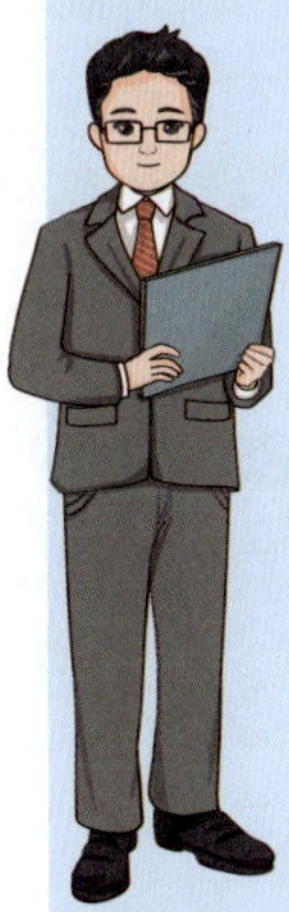

抑郁症患者常常觉得自己没什么价值，对未来感到无望、消极，失去信心，对自己评价降低，严重时甚至认为自己一无是处。

（1）从病理角度来看，抑郁症患者大脑中一些神经递质水平可能发生了改变，导致患者出现心情差等抑郁的表现；也有研究发现患者的大脑结构和功能有所变化，导致患者对自身能力不能进行客观评估，出现自我评价低等表现。

（2）从心理学角度来看，抑郁症患者常常对自我的评价更为负面，对周围世界的认识变得消极，对未来的预期变得很悲观，这些观念和评价很容易导致患者得出结论，认为“自己一无是处”，无法看到自己的价值和成就。

（3）从社会文化角度来看，现代社会过分强调成就和成功，个体容易因达不到某些标准而感到自己不够好。抑郁症患者由于受疾病影响，可能逐渐出现工作能力下降，无法胜任原有工作，甚至无法完成日常活动，从而失去自信，维持良好的人际关系也会变困难，这些无力感和无助感进一步加深了患者“一无是处”的感受。

健康加油站

当出现抑郁情绪，感到自己“一无是处”时，可以尝试以下办法。

（1）寻求专业帮助：如果情况严重，建议到精神专科医院积极就诊，相信医生的评估及判断，寻找适合自己的解决办法。请记住，寻求帮助是勇敢的表现，不要犹豫向他人求助，这不羞耻。

（2）情感支持：和家人、朋友或信任的人谈谈自己的感受，听听家人、朋友对自己的看法，可以帮助纠正对自己不客观的判断。

（3）正面思考：尝试用正面的角度看待问题，避免过度自责和消极思维。

（4）保持耐心：改善情绪和认识都需要时间，不要对自己太苛刻，给自己一些时间和空间去改变，允许自己经历这个过程。

（史晓宁　程新雷）

6. 抑郁后大脑神经会发生变化吗

关键词 抑郁症 脑功能 神经系统

抑郁症不仅是一种情绪障碍，还会引发大脑的生理性改变。研究表明，长期抑郁可能导致海马体萎缩（影响记忆）、前额叶皮层活动减弱（降低决策力），以及杏仁核过度活跃（加剧负面情绪）。这些神经变化既是抑郁的结果，也可能反过来加重症状，形成恶性循环。

专家说

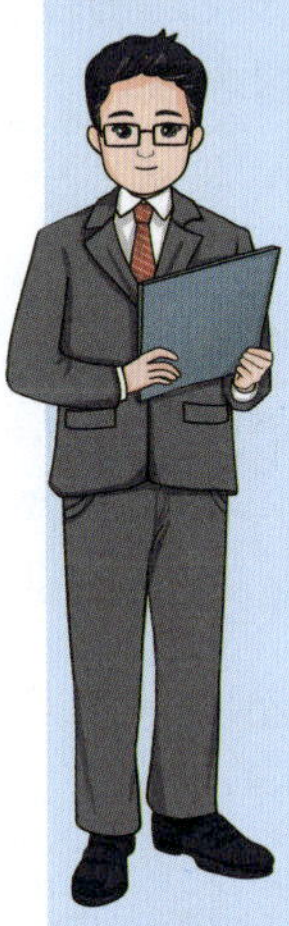

神经影像技术揭示，抑郁症患者的大脑中，多个“情绪控制中心”出现了结构性、功能性或代谢方面的异常改变，如同城市地图上的重要街区发生塌陷。

（1）前额叶皮层——大脑的“CEO 办公室”：抑郁症患者的前额叶结构会发生改变，负责认知功能、情绪调节的“司令部”体积缩小，就像指挥中心的办公空间被压缩，导致情绪管理能力下降，使得他们难以有效调控负面情绪，陷入消极思维的恶性循环。

（2）海马体——记忆的“档案库”：海马体体积减小与抑郁症患者记忆缺陷有关，它不仅会导致记忆力下降，还与抑郁发作的频率相关。就像档案库里的文件不断减少，患者常常陷入“记忆迷雾”。

从更细微的层面来看，抑郁症患者的大脑神经通常伴随着神经递质的改变。其中最关键的神经递质包括 5- 羟色胺、去甲肾上腺素、多巴胺等。

（1）5- 羟色胺——情绪的“正能量激素”：能够引发愉悦和宁静感，5- 羟色胺缺乏，就像汽车缺少减震器，导致情绪波动加剧，人们更容易感到焦虑、抑郁，甚至情绪失控。

（2）去甲肾上腺素——动力“燃料”：去甲肾上腺素能调节大脑的警觉性和注意力，当其水平下降时，患者会整日感到疲惫、无精打采，如同汽车油箱见底。

（3）多巴胺——“快乐递质”：多巴胺参与大脑的奖赏系统，能让我们在完成目标、获得成就时感到愉悦和满足。抑郁症患者大脑中多巴胺分泌不足，奖赏系统功能失调，曾经能带来快乐的事物也无法激起他们的兴趣，这也是抑郁症患者常出现快感缺失的重要原因。

健康加油站

科学家们先粗略地把大脑分成不同的脑叶，不同的脑叶进一步分割成脑区。不同的脑区都包含大量灰质、白质等结构，由许多脑细胞组成，神经递质则是细胞间传递信息的途径。尽管科学家们尝试从各种宏观和微观的视角去解析大脑、解析抑郁症，但目前对于抑郁后大脑的神经改变仍然未研究透彻。

（史晓宁　胡　晨　梁思想）

7. 抑郁症会遗传给下一代吗

关键词

抑郁症 遗传因素 生育风险

抑郁症是一种由多种因素共同影响的精神障碍，包括遗传、环境、心理和生理等因素。抑郁症具有一定的遗传倾向，但并不意味着父母患有抑郁症，子女就一定会罹患抑郁症。

专家说

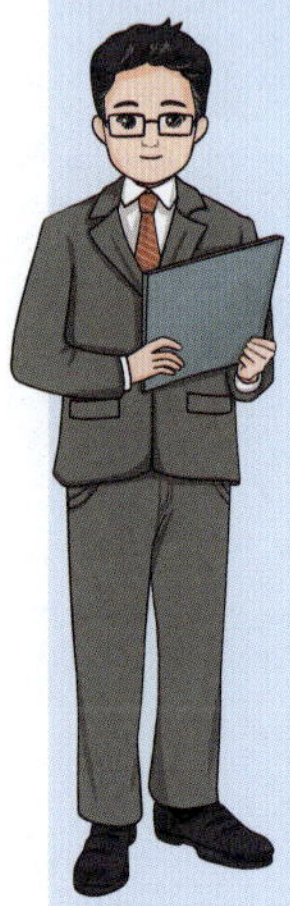

抑郁症确实具有一定的遗传倾向，但并不是百分之百会遗传给下一代。如果父母有抑郁症，子女患抑郁症的风险比普通人高一些，但并非一定会患病。遗传因素在抑郁症的发病中起一定作用，但并非决定性因素。一个人是否患病，还受到许多后天因素的影响，如成长环境、生活压力、社会支持和个人生活方式等。

打个比方，每个人从父母那里继承了不同的船身，船本身设计具备航行能力，但能否顺利航行，不仅取决于船身的质量，还取决于船上的设备和外部海洋环境。良好的家庭支持和心理健康就像船上的设备，确保船只在海上航行时保持平稳。生活中的持续压力则像航行途中遇到的强风大浪，即使船身的设计良好，若遇到恶劣的天气，航行也会变得困难。

简而言之，环境和经历对心理健康都有重要影响。如果一个人从小生活在充满关爱和支持的家庭中，遇到压力时能得到帮助和倾听，即使有遗传倾向，也可能不会患抑郁症。相反，即便没有家族遗传背景，但长期处于巨大压力之下，缺乏支持，也可能会发展为抑郁症。

因此，保持健康的生活方式和良好的心理支持至关重要。研究发现，即使有抑郁症的遗传倾向，规律作息、适度运动、充足光照、均衡饮食，并在遇到压力时及时寻求支持，都能有效降低患病的风险。亲友的关心和陪伴能缓解压力、减少孤独感，这些积极因素都能在一定程度上降低抑郁症的发生概率。

健康术语

表观遗传

表观遗传是指基因的内容没有变，但基因的“工作方式”受到生活环境、遇到的事情、生活习惯等影响，从而发生变化。这些变化有时候会影响健康，甚至可能遗传给下一代。简单来说，生活中的一些因素能改变基因的表现方式。

（史晓宁　付冰冰）

8. 家人抑郁了怎么办

关键词

抑郁症 家庭支持

面对家人抑郁的情况，我们可能会感到无助和焦虑。但请记住，抑郁症是一种可以治疗的疾病，家人的支持和理解对患者的康复至关重要。

专家说

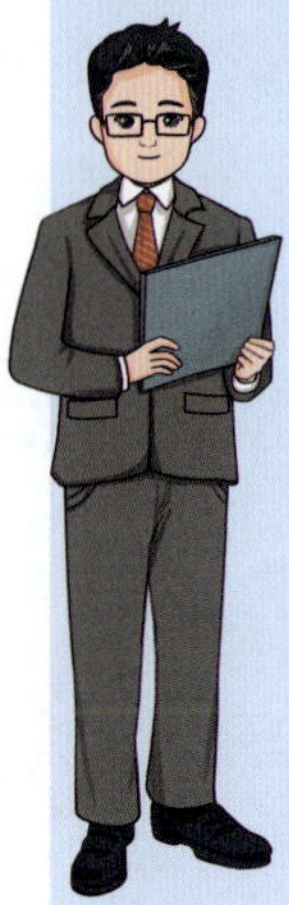

（1）抑郁症不仅仅是心情不好：抑郁症以持续的心境低落为主要表现，是一种严重影响社会功能的疾病。抑郁症的症状还包括持续悲伤、兴趣丧失、疲劳、睡眠和食欲改变等。如果家人出现了这些症状且持续两周以上，并影响了日常生活，则可能需要专业帮助。抑郁症不是“矫情”，而是一种需要治疗的疾病。

（2）鼓励勇敢迈出第一步：抑郁症可以通过药物、心理和物理治疗得到康复，因此鼓励家人勇敢面对、及时就医尤为重要。许多患者可能因为羞耻感或恐惧感而不愿意就医，作为家人，我们可以陪伴他们去就诊，帮助预约医生，并在治疗过程中给予支持。如果患者表现出自杀的想法或行为，需立即寻找专业支持并确保其安全。

（3）提供情感支持——倾听和理解：家人的耐心倾听可以帮助患者感受到被接纳和理解，要避免批评和指责。患者常常没有动力去做日常活动，强迫他们“振作起来”或“快点好起来”只会适得其反，应该支持和鼓励他们小步前行，逐步恢复自信。

（4）**建立健康的生活习惯：**鼓励患者建立健康的生活习惯，如规律作息、均衡饮食和适量运动，有助于改善情绪。

（5）**学习相关知识，成为后盾：**作为家人，我们可以学习更多关于抑郁症的知识，了解疾病的症状、治疗方法和可能的副作用，这样可以更好地理解和支持患者。

（6）**别忘了自己的身心健康：**在照顾患者的同时也要注意自己的身心健康，确保自己有足够的休息和放松时间，必要时也可以寻求专业的心理咨询。

健康加油站

抑郁症患者的运动处方

家属鼓励和陪伴患者进行适度运动，如散步、慢跑、瑜伽或游泳。运动有助于释放内啡肽，缓解抑郁情绪。建议每次运动 45~60 分钟，每周至少 3 次，持续至少 10 周。同时，运动前做好热身等准备工作，注意运动强度不宜过大，以免造成身体负担。

（史晓宁　黄　娟）

二

狂风火海般的焦虑

9. 焦虑对我们有益处吗

焦虑是一种内心紧张不安，预感到似乎将要发生某种不利情况而又难以应付的不愉快情绪体验。焦虑也是一种正常的个人情绪反应，几乎每个人都会有这种情绪体验。焦虑其实有其存在的合理性，它就像警示灯，提醒我们可能遇到了威胁或挑战。

关键词

焦虑状态　焦虑障碍

专家说

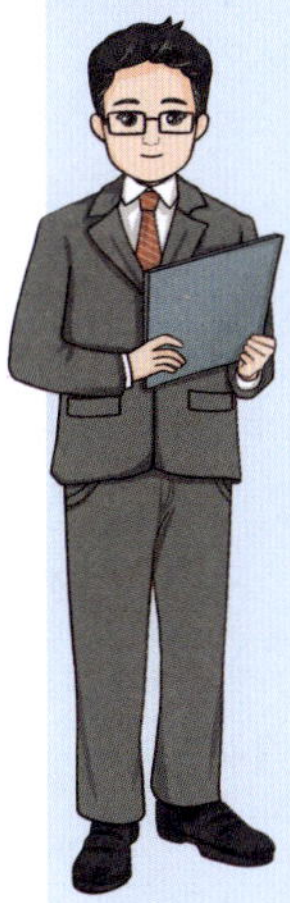

适度的焦虑能让我们更加专注，更有动力，从而提高工作和生活的效率。例如，考试前的适度焦虑会让我们更认真地复习。但如果焦虑过度，就会给身心健康带来损害，让我们陷入紧张和恐慌，影响日常生活。焦虑状态和焦虑障碍（或称焦虑症）是两回事，焦虑状态只是在特殊情况下产生的焦躁情绪；而焦虑障碍是一种常见的精神障碍，能够明显感受到焦虑和恐惧，其表现为广泛、持续地焦虑，总预感有灾难性事件将要发生，对事物过度担心。

焦虑障碍是常见的精神障碍，在全球都很普遍。在我国，随着社会发展，人们的压力源增多，焦虑症也逐渐高发。它不仅降低生活品质，引发身体不适，还可能增加自杀风险，给家庭和社会带来负担。所以，关注心理健康，普及心理知识十分重要。

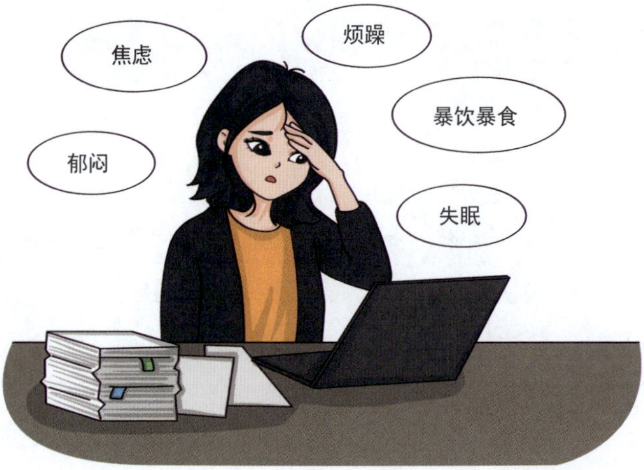

健康术语

焦虑障碍

焦虑障碍主要表现为过度恐惧、焦虑，还可能伴有自主神经系统功能紊乱症状。焦虑障碍包括广泛性焦虑障碍、惊恐障碍等多种类型。虽然其病理机制尚未完全明确，但普遍认为情绪调节功能失常是发病的关键因素，发病率约为5%。

（林升凯　苏朝霞）

10. 有**不焦虑**的人吗

几乎没有人从不焦虑，焦虑是常见的情绪反应。但是，有些人情绪调节能力强，生活态度积极乐观，对自己认知良好，还有有效的应对机制，所以不容易焦虑。他们面对压力和挑战时，能迅速找到解决办法，或者换个角度看问题，减轻焦虑感。由于每个人处理情绪的方式和敏感度不同，即使是最平和的人，在极端情况下也可能出现焦虑。所以，完全不焦虑对大多数人来说是理想状态，而非现实常态。

健康术语

自动思维

自动思维是指在特定情境中自动产生的，导致情绪、行为或生理反应的想法。负性自动思维就是凡事总往坏处、负面的地方想。

关键词

情绪调节　焦虑

专家说

焦虑障碍在情绪、生理、行为、认知和社交等方面都有表现。情绪上，持续担忧不安、易怒烦躁；生理上，可能出现心悸、胸闷、呼吸急促；行为上，坐立不安、回避某些情境；认知上，有负性自动思维，注意力难以集中；社交上，回避社交活动。若这些症状持续影响日常生活和工作，建议及时就医。

（叶　林　苏朝霞）

11. 为什么有的人日常生活中特别容易焦虑

关键词

焦虑原因　思维方式

有的人日常特别容易焦虑，原因有很多。性格特质方面，有些人天生就爱过度担忧紧张，对未知风险高度警觉。环境因素也很关键，工作压力大、人际关系紧张、经济困难等都可能引发焦虑。另外，生活习惯、思维方式以及应对压力的方式也会影响焦虑的产生。

专家说

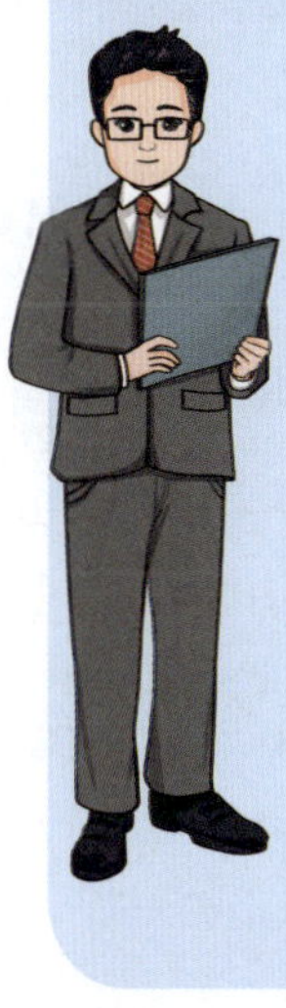

性格的原因导致的焦虑，我们可以从脑子里找到并揪出“灾难思维”。例如，“肯定做不好”时，我们可以立即反问自己“证据是什么？概率有多大？做好准备了吗？”，打破过度推断。还可以像旁观者一样观察自己的焦虑念头，不要跟着焦虑跑来跑去。

环境原因导致的焦虑，可以把压力源分成“能改变的”和“不能改变的”，能实现焦虑感降低。环境就像天气，我们的思维就是雨伞，改变撑伞的方式比等晴天更快见效！通过改变思维方式，可以明显改善焦虑。

健康加油站

应对焦虑的小窍门

（1）对自己期望过高，不妨调整期望，使其更现实可行。

（2）缺乏自信，可通过学习和实践提升技能，增强自信。

（3）过度关注他人评价，尝试接受和忽视负面评价，专注自身成长。

（4）面临压力事件，要制定应对策略，寻求支持和帮助，以减轻压力。

（林升凯　苏朝霞）

关键词

焦虑　飞行焦虑

12. 为什么我一坐飞机就特别焦虑

飞行时感到紧张和焦虑很常见，被称为飞行恐惧症或飞行焦虑。其原因可能是飞行中的不可预测因素，如颠簸，还有被困在狭小空间的不适感。个人以往不愉快的飞行经历，或者对飞行事故的担忧也会导致焦虑，对高度和封闭空间的恐惧也可能起作用。飞行焦虑不仅是心理上的，还会引发身体反应，如心跳加速、出汗、呼吸急促等。

专家说

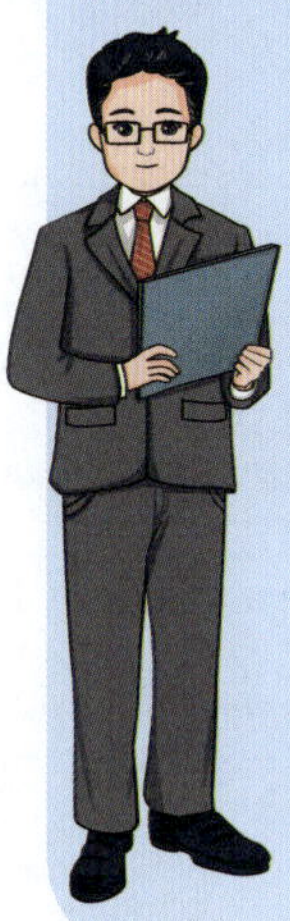

缓解飞行焦虑，可以了解飞行原理和安全措施，增加信任感；学习放松技巧，如深呼吸、冥想等，放下对飞行时可能出现的状况的联想；飞行前做好充分准备，减少不确定性带来的压力；运用认知行为治疗重新评估飞行风险，改变想法就能改善情绪和行为；运用暴露疗法增强对飞行环境的适应性，直面恐惧，循序渐进地接触飞行的恐惧，可以先看飞机图片或视频，逐渐去机场观察飞机，逐渐坐短途飞机，然后坐长途飞机，进行脱敏训练。若飞行恐惧严重，可寻求专业心理人士帮助。

健康加油站

场所恐惧症患者害怕的往往不是事物本身，而是接触或置身其中可能带来的可怕后果。例如，害怕飞行的人担心飞机坠毁，即便知道恐惧过度、不合逻辑，也无法控制，还常伴有焦虑症状。

（林升凯　苏朝霞）

13. 为什么我一到**重要社交场合**发言就特别**焦虑**

关键词：社交焦虑 自信

从心理因素看，在社交场合发言时，人们担心被他人评判，害怕犯错或表现不好，就会紧张和恐惧。而且，焦虑的人常有认知偏差，过分关注自己的表现，忽略听众的反应，还总预想自己会出错，负面预期会进一步增强焦虑感。另外，缺乏自信也是重要的因素，不自信的人会怀疑自己的能力，担心无法完成任务，从而引发焦虑。

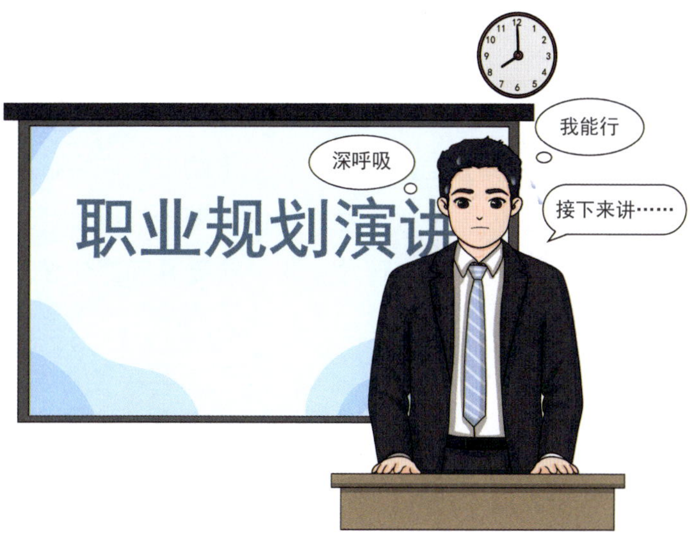

专家说

缓解社交场合发言的焦虑，可提前准备发言内容增强自信；进行深呼吸、放松训练缓解紧张；平时多举手回答问题，或背书，可以从一两句话开始，慢慢地增加到三句、四句，甚至更多；积极挖掘自己的优势，相信自己，不用过分担心他人的负性评价，可以将负性评价作为调整、进步的指南针；如有必要，可寻求专业心理咨询，学习应对技巧。

健康加油站

在重要场合发言时快速缓解焦虑情绪的方法

（1）深呼吸，吸气时腹部膨胀，呼气时收缩，降低心率，放松肌肉；积极自我暗示，如“我能行”“我准备好了”。

（2）提升自信，专注于当下的发言内容，而非担心问题或过去失败；发言前做些简单的身体活动，如伸展、走动，可以释放紧张；接受并面对焦虑，与其共存。

（陈大球　苏朝霞）

14. 焦虑障碍患者的大脑发生了哪些变化

关键词
焦虑　神经递质

有焦虑障碍的人，大脑里负责传递信息的化学物质可能会乱套。这些化学物质对控制情绪、集中注意力和记忆都十分重要，一旦失衡，信息传递就会出问题，让人感到焦虑、紧张、害怕。虽然患者的大脑结构看起来没什么问题，但某些部分的功能可能会发生改变。长期焦虑还可能导致大脑皮层的厚度变化，特别是那些处理情绪、自我意识和社交功能的区域。严重的焦虑症患者，大脑皮层的某些部分可能会变薄，这和情绪问题持续的时间和严重程度有很大关系。焦虑症还会使大脑的功能下降，让人记忆力减退、理解能力变差，影响日常生活和工作。

专家说

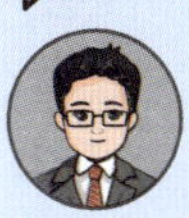

焦虑障碍患者多个脑区活动异常。例如很多研究发现，前额皮质 - 杏仁核 - 丘脑的功能与结构异常可能是焦虑障碍的脑病理机制之一；眶额皮层和尾状核代谢活动增强，可能反映了强迫性思维或慢性焦虑的生理反应。但目前神经影像学的研究结果还有待进一步论证，脑区功能或结构的异常与临床症状的因果关系也有待确认。

健康加油站

神经递质就像是大脑里的小信使，它们在神经细胞之间的连接点，也就是突触那里，帮助传递信号。这些信号能让下一个神经细胞变得兴奋或者平静下来，就像开关一样控制着电脉冲的传递。突触就是两个神经细胞之间的小小空隙，而发出信号的那个细胞称为突触前细胞，接收信号的那个细胞称为突触后细胞。

（叶　林　苏朝霞）

15. 日常生活中特别容易**焦虑**，我该如何**调整**自己

焦虑是人类普遍存在的一种情绪，能帮助我们适应自然和社会环境，但过度焦虑就需要调整了。

专家说

缓解焦虑的方法有很多，在这里简单介绍几种。

（1）维持规律生活习惯，保证充足睡眠，适度进行体育锻炼。

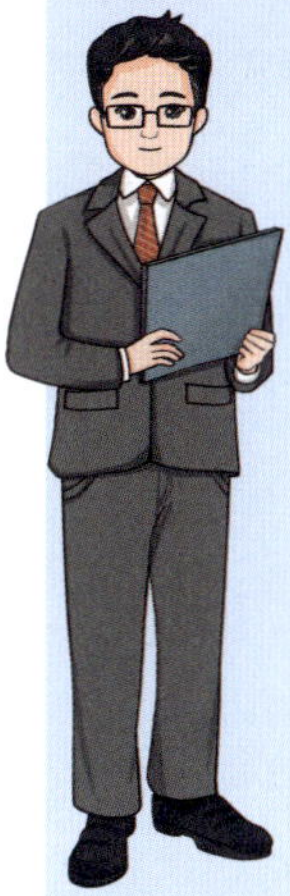

（2）放松疗法：通过意识控制，使肌肉放松，改变躯体反应，进而影响情绪，达到心理放松。可以通过调整呼吸节奏和深度来放松，深呼吸，找个安静的地方坐下或躺下，慢慢吸气充满腹部，再缓缓呼气；渐进性肌肉松弛，通过紧绷和放松身体部位来缓解紧张；通过想象自己处于宁静舒适的环境中来缓解压力。

（3）正念疗法：原理是通过有意识地觉察当下，不加评判地接纳自己的感受、想法和情绪，从而减少对负面情绪的过度反应，降低焦虑水平，强调将注意力集中在当前的感受上，而不是对过去或未来的过度担忧。例如，行走时，将注意力集中在脚步的移动和身体的感觉上，减少对周围环境的过度关注；进食时，仔细品味食物的味道、口感和质地，享受进食的过程，而不是无意识地进食。通过持续正念练习，人们可以逐渐学会以更加平和、接纳的态度面对生活中的各种挑战，从而提升生活质量。

（4）寻找支持途径，和家人、朋友分享感受。

（5）培养个人兴趣，如音乐、阅读，转移注意力。

健康加油站

认知行为疗法通过认知和行为改变，帮助人们改变不健康思维模式和行为习惯，改善情绪解决问题，是常用的改善心理健康的治疗方法。对焦虑障碍，认知行为疗法是有循证证据支持的一线心理治疗方法，主要针对患者不合理认知，认为情绪源于人对事情的信念、评价等，治疗策略是帮助患者重构认知结构，用合理思维取代消极歪曲的思维。

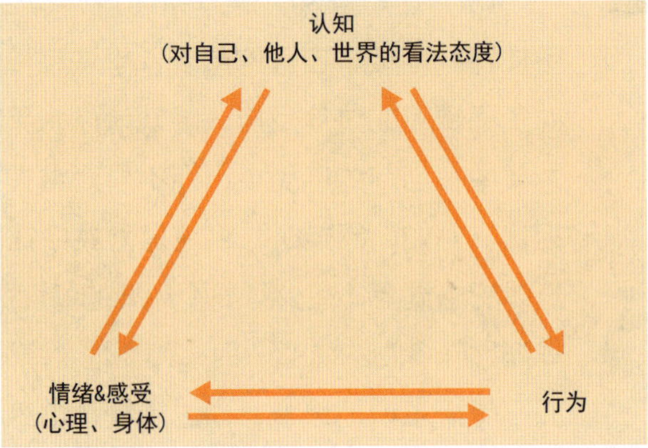

（林升凯　苏朝霞）

三

停不下来的强迫

16. 如何判断自己有强迫倾向

关键词：强迫思维　强迫行为　自我评估

判断自己是否有强迫倾向，可以通过观察自己的思维模式和自身行为来进行初步自我评估。典型的强迫症通常包括强迫思维和强迫行为，强迫倾向还可能和追求完美、害怕犯错的人格特征有关。

专家说

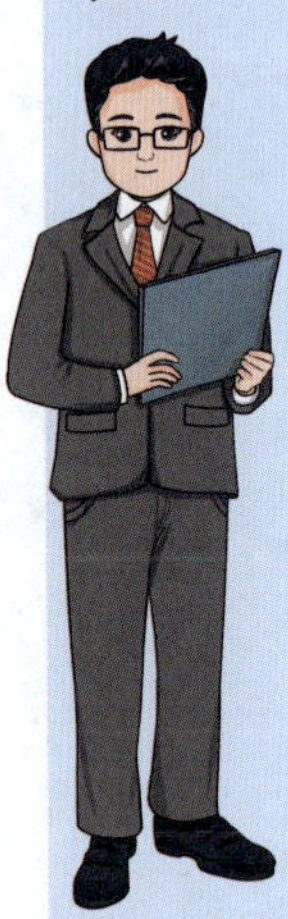

（1）强迫症状通常包括强迫思维和强迫行为。

强迫思维是指一些重复出现、不受控制的想法或念头，如总是担心被细菌感染、担心自己要负责、担心自己会做出伤害他人的行为等，个体明知这些想法不必要，但控制不住，并为此感到不安和焦虑。

强迫行为是指为缓解强迫思维带来的不安而采取的行为或仪式化动作，例如，反复检查电器是否关闭，反复洗手以对抗担心被细菌感染的想法，反复看以缓解担心自己没看清楚的恐惧等。尽管知道这些行为过度或不必要，但个体无法抑制。如果因为强迫思维和强迫行为，个体花费过多的时间和精力，影响学习、工作或家庭生活时，就要考虑自己是否有强迫倾向了。

（2）强迫倾向还可能和性格特点有关，如追求完美，对任何事情都有很高的要求和期望，这可能导致对某些细节过分关注，进而产生强迫倾向。

健康加油站

强迫倾向并非无法改善，以下是几个简单的自我调节技巧。

（1）深呼吸练习： 当你感到焦虑时，可以尝试通过深呼吸放松情绪，帮助暂时缓解对强迫思维的关注。

（2）设定行为限制： 给自己规定强迫行为的次数，如限制检查门锁的次数为两次，并逐步减少次数。

（3）记录强迫思维和行为： 通过记录强迫思维的触发点，可以更好地了解自身的模式并尝试打破循环。

（4）接纳焦虑情绪，坦然面对害怕的事情： 森田疗法认为有时焦虑和紧张是好事，你越把痛苦当好事，你的痛苦恰恰会减轻；你把痛苦当坏事，想痛苦减轻或消失，反而会更加痛苦！与其回避，不如坦然面对。

如果上述这些方法无法缓解症状，请及时寻求专业帮助。

（张 岚 马 菁）

17. 如何摆脱感觉哪儿都“脏”的束缚

关键词：洁癖 强迫症 暴露 自我调节

生活中，有些人总是感到周围环境“脏”，无论是门把手、桌子，还是手机屏幕，都会不由自主地频繁清洁，并对未被清洁的地方感到焦虑和不安。如果这种哪儿都“脏”的感觉过于频繁，不仅会消耗时间和精力，还可能严重影响生活质量。如果这种感觉影响了日常生活和情绪，需要关注并寻找方法摆脱这种束缚。

专家说

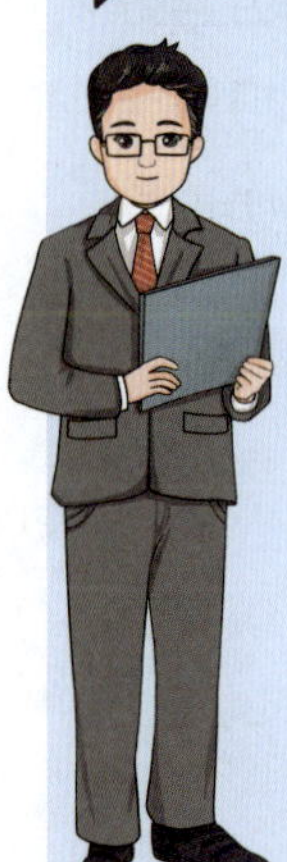

“脏”的感觉从何而来

过度怕脏、反复清洁很可能是强迫思维和强迫行为，个体会不由自主地反复思考某些事物是否干净、安全，如是否有细菌残留、是否沾染了“看不见的污渍”等。这种思维模式可能源于对卫生的过度关注，也可能与焦虑或压力有关。

强迫性清洁行为的核心是个体试图通过清洁来缓解内心的不安感，但这种缓解往往是短暂的，最终会形成一种恶性循环。

可以从以下几方面进行筛查：

- 是否对卫生或清洁问题过度担忧，并难以停止这种担忧？

- 是否频繁清洁某些地方，即使它们已经非常干净？

- 这种“脏”的感觉是否让你感到不安，甚至影响了日常生活？

如果上述问题的答案是肯定的，建议寻求专业的帮助。

健康加油站

摆脱对“脏”的过度关注并非一蹴而就，可以通过一些日常练习逐步改善。

（1）**学习卫生知识**：学习基本的卫生知识，理解并非所有病菌都会对健康造成威胁，过度清洁反而会破坏人体免疫力，影响个体健康，从而减少对环境“脏”的过度担忧。

（2）**记录触发点**：将每次感到“脏”的触发场景记录下来，分析这些场景是否真的有健康威胁，帮助自己用理性打破不必要的恐惧。

（3）**主动“暴露”**：主动接触让你感到“脏”的物品，如轻轻触碰一个未经清洁的门把手，观察自己的情绪变化，耐受焦虑，避免过度的清洁。

（4）**寻求专业帮助**：如果这种状态严重影响工作和生活，自己没法调节，可寻求专业帮助。

（张　岚　马　菁）

18. 为什么我总是反复检查和确认

关键词：焦虑 不安全感 完美主义

是否有过反复检查门是否锁好、煤气是否关上、电器是否关闭的经历？即使刚刚确认过，还是忍不住要再看一眼？这种现象被称为重复确认行为，往往是由强迫思维引起的焦虑，需要反复检查或确认来获得安全感，从而缓解焦虑。但当这种行为频繁出现并干扰正常生活时，就需要引起重视，这可能是强迫症的一种表现。

专家说

反复检查和确认的心理机制

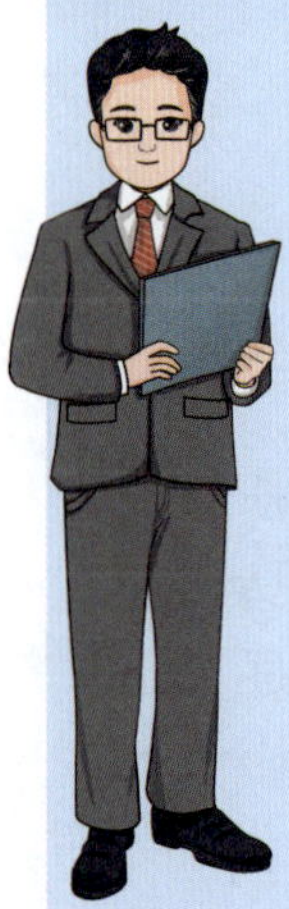

这种行为通常是焦虑的表现。突然出现的念头导致内心深处的不安全感，促使人们反复确认，试图通过外在的行为来缓解内心的不安。例如，你可能会担心忘记锁门而引发盗窃，或者害怕没关煤气而导致危险，而反复检查成为你控制这种不安的方式。尽管检查可以暂时缓解焦虑，但这种行为的“收益”是短暂的，如果形成一种循环，不能停止或打断，就可能陷入较长时间确认之中。

自我判断的关键问题包括：

- 是否有强烈的不安全感，担心自己遗漏了重要的事情？

- 是否总是在刚刚确认过后，又忍不住返回去检查?
- 这种反复检查是否占用了大量时间并影响了正常生活?

为什么会发展为反复检查

（1）焦虑水平过高：许多重复检查行为的根源在于焦虑。当焦虑水平较高时，人们对安全的需求也会变得异常敏感，从而导致过度确认。

（2）完美主义倾向：如果你是一个追求“零差错”的人，对自己高标准、严要求，那么可能更容易陷入反复检查的困境，因为你对任何可能的错误或疏漏都无法容忍。

（3）责任感过重：认为任何疏忽都会引发严重后果的责任感，也可能让人频繁检查。

健康加油站

为什么重复确认行为需要管理

长期的重复检查和确认不仅浪费大量时间，还可能导致情绪上的疲惫和挫败感。如果行为得不到有效管理，可能进一步加重焦虑，甚至发展为强迫症。正确看待自己的行为及行为背后的意义，有助于对重复检查行为进行自我管理。也可以通过专业的心理咨询获得进一步帮助，回归正常生活。

（张　岚）

19. 如何打破内心变不了的“仪式感”

关键词：仪式感　强迫症　回避行为

现实生活中，人们或多或少都有自己的偏好，如在早晨选择固定的咖啡口味，喜欢吉利的数字……通过恰当的仪式，人们可以表达对某些价值的尊重，也可以在重复的行为中获得安慰和控制感。强迫性仪式则完全不同，通常指的是为了减轻由强迫思维引起的焦虑而进行的重复行为。

专家说

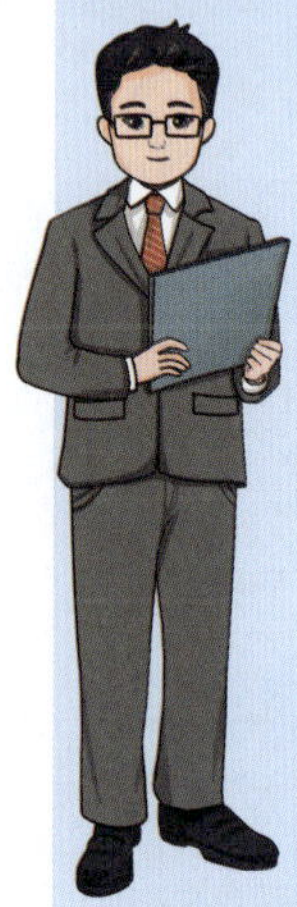

受强迫思维影响的人们会认为某些动作或者某些事情是不好的，所以就会回避或者通过某些仪式类动作来消除这种不适，倘若不这样做，就会跌入恐惧和焦虑的深渊。这些强迫行为虽然能够暂时缓解焦虑，但它们并不是基于现实需要的，而且往往耗费了大量时间和精力，严重影响患者的日常生活。

那么，如何打破内心的“仪式感”呢？

（1）尝试顺其自然，即“不在意、不恐惧、不对抗”，这意味着我们第一步需学会接受自己的强迫思维，而不是与之对抗，从而减少内心的焦虑和冲突。

（2）尝试寻找内在的原因，进行自我观察、自我分析、自我控制，并转移注意力，从而减少对强迫行为的依赖。

（3）尝试使用暴露反应预防技术。在该技术中，个体被逐渐暴露于引发强迫思维的场景或情境，同时阻止他们执行强迫性仪式，只要坚决顶住不做仪式行为，一次次地挑战和实践，就能逐渐打破恐惧的束缚。

健康术语

暴露反应预防技术

暴露反应预防技术的核心理念是在心理治疗师的指导下，让强迫症患者暴露于引发强迫症状的情境中，并阻止其进行强迫行为，从而逐渐减少强迫症状。通常包括评估与目标设定、教育与理解、制定暴露计划、实施暴露练习和巩固治疗效果等步骤。

（张　岚　李紫昕）

20. 强迫的人内心经历着什么样的冲突

心理冲突指的是两种相互对立的情感或欲望同时并存于一个人的心里，当事人既不能放弃其中之一，又无法在更高的水平上将二者整合或统一协调起来，从而体验着紧张、不安或其他不快，甚至是痛苦。强迫症的人通常经历着两难的内心冲突。

专家说

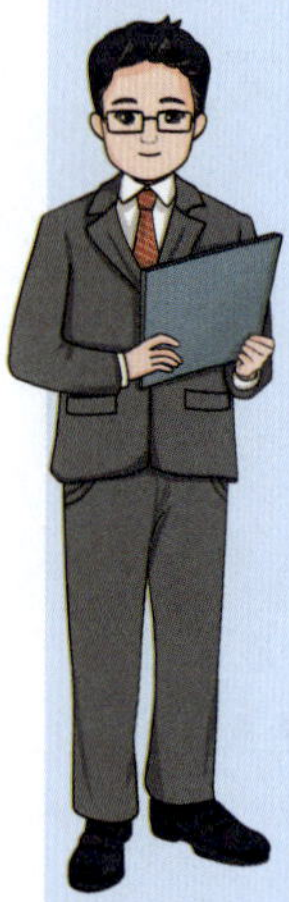

当强迫思维出现时，常引起个体的焦虑情绪。例如，担心手没洗干净会生病，于是需要反复洗手以缓解焦虑，但反复洗手会浪费很多时间，导致个体疲惫不堪，影响正常工作、学习和生活。因此，强迫的人会陷于两难冲突。

解决这一问题的方案是，即使出现一些强迫思维，如一些引起焦虑的想法，要直面这些想法，无须通过强迫行为来缓解。虽然会经历比较高的焦虑水平，但坚持下来，会明白其实那些担心的事并不会发生，于是下一次出现强迫思维的时候就不会那么焦虑了。

健康加油站

（1）接纳冲突，减轻内心压力：认识到冲突的存在，尝试用包容的态度面对自己的不完美，接纳自己的焦虑和痛苦。学习通过冥想或正念训练，与自己的情绪和平共处，避免过度评判。

（2）寻找支持，逐步解决创伤：与专业心理治疗师合作，探索内心的深层需求和矛盾。运用心理治疗，如认知行为治疗，逐步减轻强迫行为的严重程度。

（3）培养新的应对方式：用健康的方式表达情感（如写日记、与人倾诉），减少情绪积压。尝试新的生活方式，如参与社交活动或培养兴趣爱好，逐渐淡化对强迫行为的依赖。

（张　岚　李紫昕）

关键词

强迫症　抑郁　焦虑

21. 为什么强迫总会带来焦虑和抑郁

强迫症患者常伴随焦虑和抑郁情绪，其原因是多方面的，包括症状表现与相互作用、神经生化因素、心理社会因素、人格特质、遗传因素等。因此，在治疗强迫症时，医生会全面评估患者的症状，并综合考虑这些因素，采取药物治疗、心理治疗等综合手段来改善症状，提高患者生活质量。

健康术语

共病

共病指的是在同一个体同时存在两种或两种以上的疾病和健康问题，且这些疾病和健康问题之间并无明显的主次之分。共病的存在对个体的健康状况、治疗决策、预后以及疾病管理都具有重要意义。精神障碍中，强迫症患者可以共病焦虑症、抑郁症或其他精神障碍。

专家说

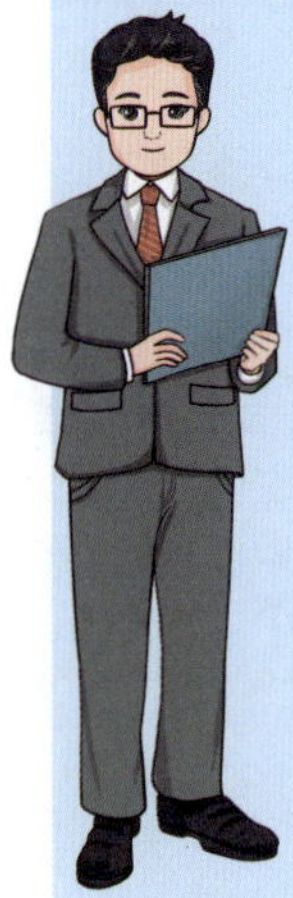

（1）症状之间的相互作用： 强迫思维，如对事物的不确定性、不安全感等，会引起焦虑情绪，强迫行为的出现是为了缓解强迫思维引起的焦虑情绪。然而，这种努力往往是徒劳的，虽然强迫行为可能会暂时缓解焦虑，但从长远来看，反而会引起更多的焦虑情绪，甚至导致抑郁情绪。

（2）神经生化因素： 5-羟色胺、多巴胺、谷氨酸等神经递质可能是强迫、焦虑、抑郁的共同生理基础。这些神经递质在情绪调节、认知控制和行为反应中起重要作用。当它们的功能失衡时，可能会导致个体出现焦虑、强迫、抑郁等问题。

（3）心理社会因素： 长期的心理社会压力、童年创伤、重大生活事件以及特定的文化背景等都可能成为强迫症、焦虑症和抑郁症的诱发因素。这些压力源可能通过中枢神经系统影响大脑结构和功能，导致个体更容易发展出强迫症状，并伴随焦虑和抑郁情绪。

（4）人格特质： 某些人格特质，如完美主义、神经质、对细节过度关注等，可能增加个体患强迫症的风险。这些特质也可能使个体更容易陷入焦虑和强迫之中，进而引发抑郁情绪。

（5）遗传因素： 焦虑、抑郁和强迫症存在一定的遗传关联。有精神障碍的阳性家族史可能增加个体罹患焦虑、强迫、抑郁的概率，但具体机制尚不完全明确。

尽管强迫常伴随焦虑和抑郁，但在医生和心理治疗师的帮助下，绝大多数个体经过治疗后都可以恢复正常生活。

（张　岚　赵　鑫）

关键词

强迫症　治疗

22. 目前治疗强迫症最有效的方法是什么

强迫症可能会给个人和家庭带来较大的影响。目前治疗强迫症最有效的方法包括药物治疗和心理治疗，二者联合治疗效果会更好。

专家说

（1）强迫症的药物治疗：通常使用5-羟色胺再摄取抑制剂类药物，主要有盐酸舍曲林片、马来酸氟伏沙明等。需要经过精神科医生的评估诊断后开具药物，并在医生指导下使用。

（2）**强迫症的心理治疗**：主要指包含暴露反应预防技术的认知行为治疗。当然，其他一些心理治疗也可能对强迫症的治疗有效。

（3）**强迫症的物理治疗**：主要包括经颅磁刺激治疗、深部脑刺激治疗、无抽搐电休克治疗等。这些方法通过直接干预神经生理机制来缓解症状，常与药物治疗、心理治疗联合使用。

健康术语

经颅磁刺激治疗

经颅磁刺激治疗是一种非侵入性、无痛的物理治疗方法，通过脉冲磁场作用于大脑特定区域（如背外侧前额皮质），调节神经细胞电活动，从而改善强迫症症状。

（张　岚　赵　鑫）

四

被困住的躯体化

23. “心理警报”和“身体故障”有什么关系

关键词

躯体化症状　躯体疾病　精神医学

躯体化症状是一种心理现象，它和躯体疾病都表现为身体的各种不适症状。二者容易混淆，关系复杂，可能单独存在也可能相互影响，只有区分清楚才能“对症下药”。躯体化症状主要涉及精神医学和心理治疗，而躯体疾病治疗则不然。

专家说

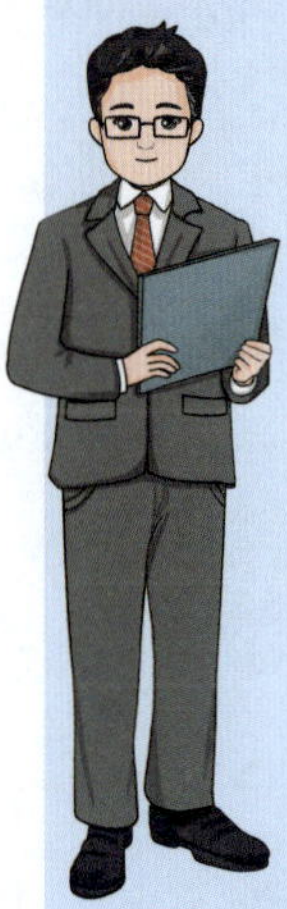

很多人不知道，身体不舒服可能有两种完全不同的原因：一种是真正的躯体疾病，另一种是心理问题引发的“假警报”（躯体化症状）。这两种状况经常让人傻傻分不清而耽误治疗，需要注意以下情况。

（1）“真病”引发“假警报”：如心脏病康复患者，病情稳定后明明各项检查正常，还总觉得胸闷、气短，其实是担心复发导致的紧张反应。糖尿病、高血压等患者也常有类似情况。

（2）“假警报”掩盖“真疾病”：如有些患者因为长期焦虑导致的胃胀、消化不良，可能忽视早期胃癌信号。

（3）症状“撞脸”：头痛、疲劳、肌肉疼痛、胸闷、心慌等常见的不舒服，可能在以上两种情况中都会出现。

中国人习惯把情绪问题说成身体不舒服，加上对心理问题的偏见，导致很多人反复前往综合医院检查身体。遇到这种情况要注意：①查不出问题的反复不适，要考虑心理因素；②心理治疗和身体检查要双管齐下；③只检查身体会耽误心理治疗，反之也会延误病情。

当出现查不出原因的反复不适时，建议同时前往心理科和对应专科就诊，别让“假警报”耽误真问题，也别让“真疾病”伪装成心理问题。

健康术语

躯体化症状

躯体化症状是指人们心理上的痛苦、烦恼、冲突等负性状态通过躯体症状表现出来。这些症状没有可证实的器质性病变基础，或者其症状的严重程度与生理检查结果不相匹配。例如，一个人在经历重大压力事件（如失业、亲人离世）后，可能频繁出现头痛、胃痛、心悸等症状，但没有发现任何生理疾病。我们常说的“着急上火、心里堵得慌”，就是一种很生动的表述。

（林涌超）

24. 为什么我总感觉各种不适，到医院却查不出问题

关键词：心身相关障碍　漏诊

生活中你是否也遇到过这种情况，明明浑身难受，到医院做各项检查却显示一切正常。这种情况其实很常见，背后的原因可能是隐匿性疾病早期，有些是心身相关障碍，甚至是不良生活习惯导致的亚健康状态。随着医学科技和检查手段的发展，躯体疾病越来越容易被识别出来，但精神心理问题和心身疾病在医学检查上往往没有明确的异常结果，很容易被忽视和漏诊，需要我们予以关注。

专家说

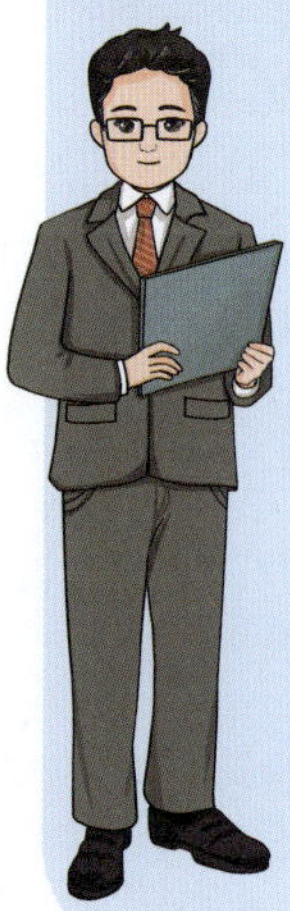

总是感觉各种不适，但到医院却查不出问题，可能有三大常见原因。

（1）疾病“潜伏期”在捣乱：就像种子发芽需要时间，某些疾病早期（如糖尿病、甲状腺问题）可能检测指标还未明显异常。建议遵医嘱定期复查，别自己吓自己。

（2）身体在替心理“背锅”：长期焦虑可能导致心慌手抖，持续抑郁可能引发全身乏力。这些由心理问题引发的身体症状，医学上称为“心身相关障碍”。

（3）不良习惯拖垮身体：连续熬夜后头晕眼花，长期久坐腰酸背痛，这些“亚健康”状态就像身体发出的电量不足提醒，虽然检查正常，但已处于生病边缘。

健康加油站

如果总是感觉各种不适，应该怎么办

（1）身体警报别忽视

- 持续不适要及时就医。
- 遵医嘱定期复查。
- 调整作息：每天保证 7 个小时睡眠和 30 分钟运动。

（2）心理困扰要正视

- 出现持续失眠 / 情绪低落超过 2 周要及时就医。
- 可先到社区心理服务站咨询。
- 试试“心理急救包”：深呼吸练习、正念冥想、社交活动。

记住，现代健康包含身体和心理双重维度。当身体检查正常却持续感到不适时，不妨给心理状态做个“体检”。及时寻求专业帮助，别让“隐形健康问题”偷走你的生活质量！

（林涌超）

25. 躯体化症状是如何产生的

关键词

躯体化症状 情绪与健康

人们常说："积郁成疾，气大伤身"；中医也常说："怒伤肝，喜伤心，思伤脾……"。现代医学研究显示，负性情绪会导致内分泌系统紊乱、交感神经兴奋而影响正常生理功能。这些都说明，情绪会影响身体健康，或者说精神心理问题常常会导致躯体不适症状。

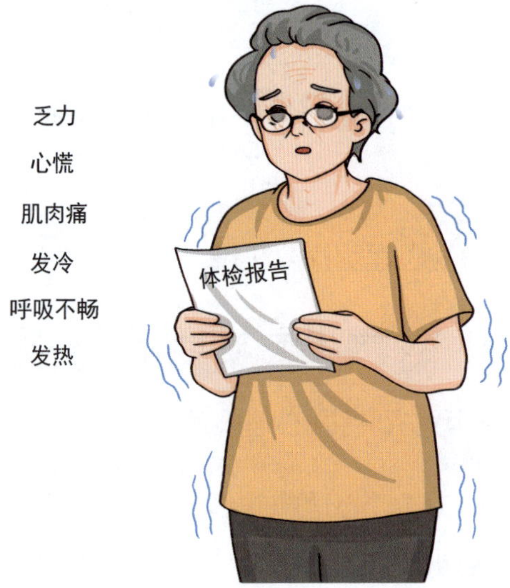

专家说

躯体化症状产生的原因涉及心理、社会及生理因素。人们对生理因素引起的躯体症状容易理解，而对心理和社会因素了解得相对少一些。

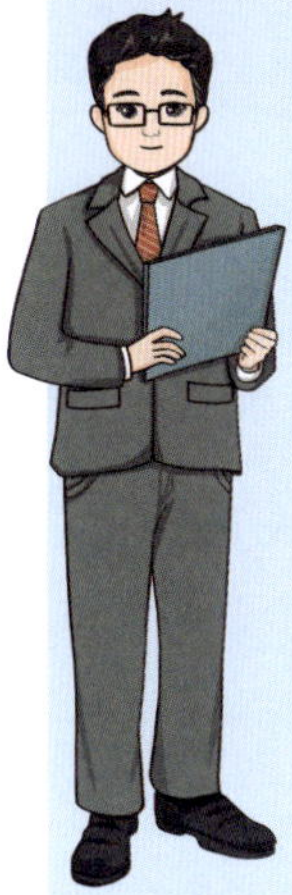

例如，人处于焦虑状态时，身体会进入应激反应模式，导致自主神经系统功能紊乱，引起心悸、气促、头痛等；抑郁的人会出现食欲差、身体沉重、疲惫无力等；处于高强度、长时间的工作学习，激烈的竞争压力以及激烈的人际冲突时，会导致疲劳、消化不良、头痛等反应。另外从心理学角度来看，有的人不善表达情绪，总把负性情绪压抑在心里，这些被压抑的情绪就可能通过躯体症状表现出来。也有一些人由于生病而获得了一些心理上的益处，如逃避责任、得到关注、获得补偿等。然而，这种继发性获益反过来会加重躯体化症状。

（林涌超）

关键词

躯体化症状 躯体疾病

26. 如何分辨“**心理警报**”和“**身体故障**”

生活中很多人都有过这样的困惑：明明身体不舒服，却检查不出问题。这时可能是“心理警报”在响，而不是真正的“身体故障”，要区分清楚。

专家说

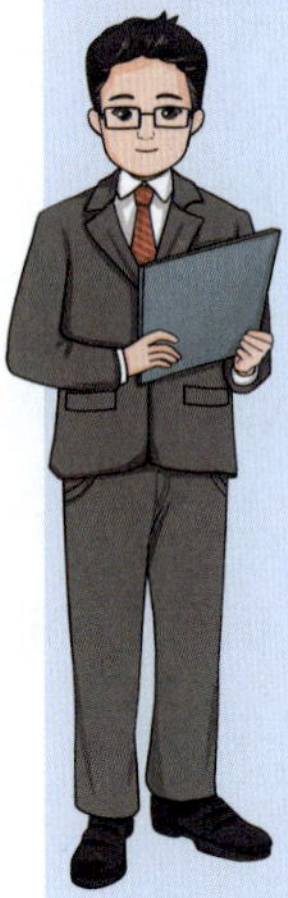

可以从以下四个关键点入手，区分“心理警报”和“身体故障”。

（1）症状“变脸”大不同

“心理警报”（躯体化症状）就像个调皮的变色龙，今天头痛，明天胃痛，后天又背痛。这些不适通常不符合医学规律，如头痛位置不固定，疼痛程度时轻时重。更重要的是，这类症状往往查不出具体病变。

“身体故障”（躯体疾病）则有固定表现，如胃溃疡的疼痛多在饭后发作。通过医学检查能找到具体病因，如胃镜可见溃疡面。

（2）发作规律藏线索

“心理警报”常与生活压力“同频共振”，例如，遭遇离婚、失业等重大变故时症状加重，当压力缓解后症状也随之减轻。

“身体故障”则有自己的“生物钟”，如糖尿病会持续口渴多尿，关节炎遇到阴雨天容易发作，这些都不以人的意志为转移。

（3）情绪信号灯亮不亮

出现“心理警报”者，往往伴有明显的情绪问题，可能长期失眠焦虑，或者对什么都提不起兴趣。

“身体故障”患者虽然也会焦虑，但更多是因疾病产生的正常担忧，情绪问题不会成为主要症状。

（4）治疗反应见真章

对“心理警报”用止痛药、胃药等往往效果不佳，但通过心理咨询、减压训练却能明显改善。就像用错钥匙开锁，怎么都打不开门。

“身体故障”则需要“对症下药”，如胃溃疡要用抑酸药，肺炎要用抗生素，这些针对性治疗通常都能见效。

健康加油站

躯体化症状和躯体疾病的区分还可以用一些专业的量表来辅助判断。例如，患者健康问卷躯体症状群量表（PHQ-15）、心身症状量表（PSSS）、90 项症状自评量表（SCL-90）、9 项患者健康问卷（PHQ-9）、7 项广泛性焦虑障碍量表（GAD-7）。但要注意，这些量表只能作为医生诊断的参考，不能作为最终诊断。

（林涌超）

27. 面对**身体痛苦**，我该怎么办

关键词

身体痛苦 及时就医

面对身体的痛苦，有人会像鸵鸟埋沙一样逃避。其实最有效的方法是立即就医！别做这三件傻事：①轻信亲朋好友的偏方；②自己上网查病吓自己；③反复做不必要的检查。医生才是专业选手，就像电器坏了要找维修师傅一样。

专家说

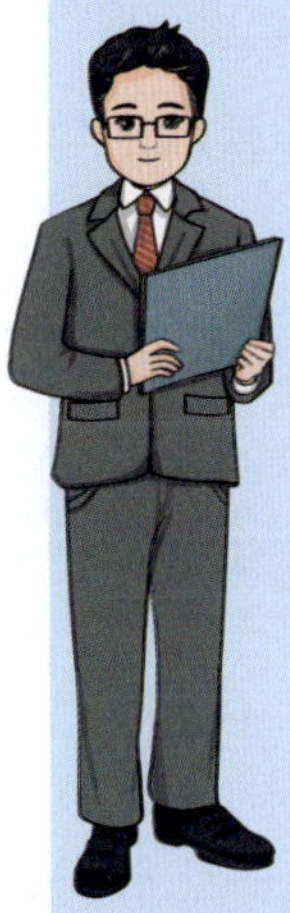

俗话说：心病还须心药医，面对身体的痛苦，除了积极的求助求医外，我们要有良好的心态，保持希望，因为积极的情绪可以帮助减轻痛苦，加快身体恢复。

在身体痛苦面前，我们不可避免地会出现焦虑、恐惧等负性情绪，其实这些情绪是“正常的”。当我们开始正视和接纳这些情绪时，它的影响就不会那么强烈，而抵触只会带来情绪的反弹和不良影响。

学会自我觉察、尽早发现负性情绪，及早使用合适的方法调整情绪。当自助行为效果不好时，要积极求助和求医。当然也许我们会遇到医生都不易解决的情况，此时还有一种非常重要的方法，就是学会接纳、活在当下，因为接受不完美的状态才是完美的状态。此外，具体化的行动很重要，只有行动起来，才有改变的可能。即使只是解决了部分问题，也比不解决问题好。

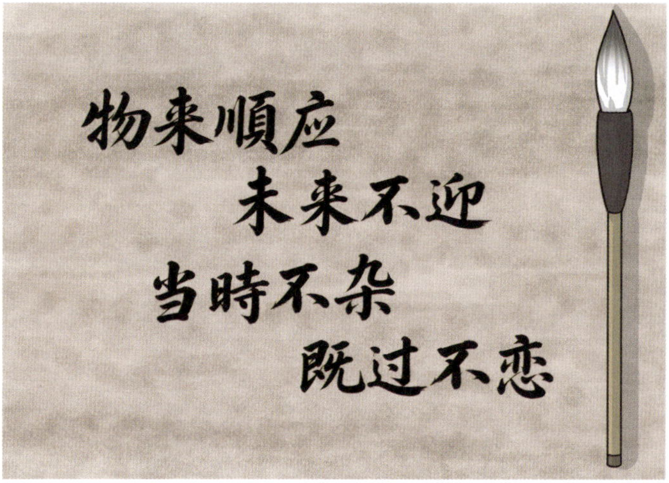

（林涌超）

关键词

精神医学治疗　心理治疗

28. 如何治疗**躯体化症状**

一些看似“奇怪”的身体信号，其实是心理压力在“说话”。当焦虑、抑郁等情绪长期累积，大脑中的血清素、多巴胺等化学物质失衡，就会通过身体发出警报。根据严重程度的不同，可以选择心理治疗或精神医学治疗。关键是我们要增强意识并且勇敢地走到精神心理门诊就诊，这不是软弱的表现，而是坚强的象征。

专家说

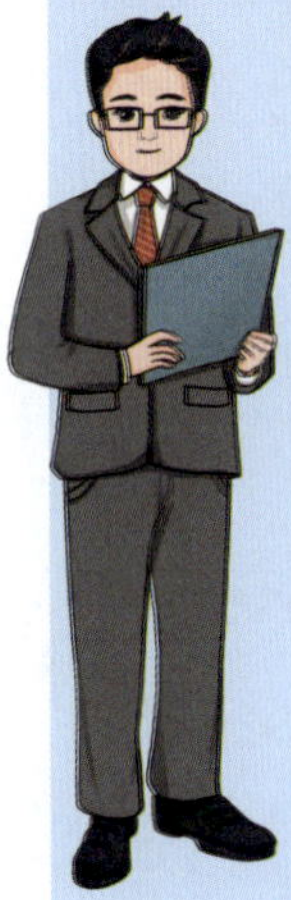

人们常说：“心平气和百病消”“一日三笑，人生难老”。接下来送大家五把打开心锁的钥匙。

（1）心理调节工具包

• 认知行为治疗：就像给大脑安装了“情绪过滤器”，帮助改变负面思维模式。

• 正念练习：每天进行 10 分钟呼吸训练，如同给心灵做 SPA。

（2）药物辅助调节

对于中重度患者，抗抑郁 / 焦虑药物能像“化学信使”一样帮助其恢复神经递质平衡。就像近视需要眼镜辅助，药物是帮助大脑恢复调节能力的工具。

（3）物理治疗新科技

这些技术如同给大脑做精准按摩，安全性高且没有依赖性。

• 经颅磁刺激治疗：无痛磁波调节脑区活动。

• 生物反馈治疗：通过仪器“看见”身体压力反应。

（4）中医整体调理

中医常说“先治其心，后治其身”，强调形神一体观和整体观，认为身体和心理不可分割。可以针灸配合方剂，八段锦搭配呼吸吐纳，实现身心同调。

（5）生活方式处方

- 运动疗法：每天 30 分钟快走能使体内产生天然“止痛剂”内啡肽。

- 睡眠管理：固定作息比安眠药更有效。

- 社交处方：每周 2 次朋友聚会堪比“心灵维生素”。

健康术语

心理治疗

心理治疗是用心理学方法帮助人们改善情绪、调整行为、修复关系的系统性疗愈过程。心理治疗不等于单纯聊天，而是有结构、有目标的专业干预。如同健身需要持续训练一样，通常需要针对性的系统心理治疗才能产生持续改变。现代研究显示，规范的心理治疗能引起大脑前额叶、海马体等区域的可测量变化。

（林涌超）

五

漩涡样的成瘾

29. 为什么

我**刷短视频**停不下来

关键词

短视频　社交媒体

随着互联网的普及，短视频以一种集娱乐、社交、学习、购物等多种功能于一体的网络媒体形式出现在我们的日常生活中，并成为当下的流行趋势。上至 90 岁老年人，下至学龄前儿童，只需一台智能手机，就有可能不知不觉地被吸引并沉浸其中，正所谓“视频五分钟，人间两小时”。

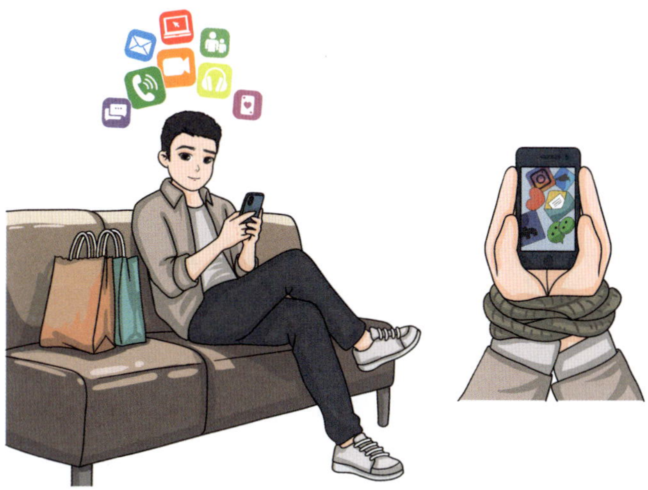

专家说

（1）影响因素：不停刷短视频的行为是多重因素共同作用的结果，涉及社会环境、个体差异和平台机制等多方面。

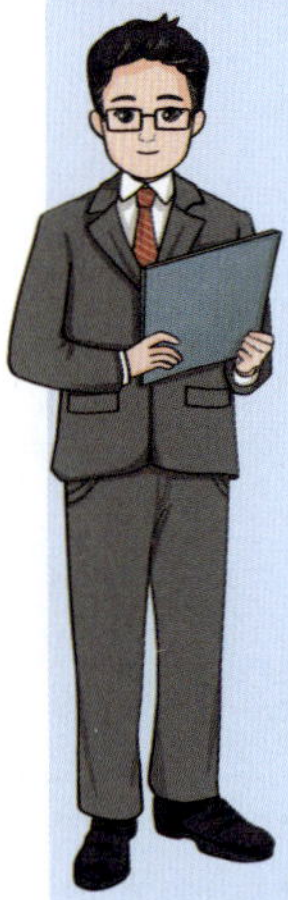

• 社会环境因素：父母对孩子的忽视、学生疏远学校、同辈压力等。

• 个体因素：性格特征如神经质、自控力差、专注度低；精神心理状态如抑郁、社交焦虑、主观幸福感低；社会认知如孤独寂寞、社会支持差、社会性比较。这些因素可能让个体出于逃避现实、自我补偿、社交互动等目的而不停刷短视频，从而导致认知、情绪和行为改变，如在刷短视频时出现心流（沉浸式体验）、正负性情绪、不同使用强度，而在不刷短视频时感到压力、无聊、害怕错过。

• 短视频因素：例如，个性化推荐，通过推荐算法提供用户感兴趣的、不确定的、新奇的内容，激发其愉悦感、好奇心和探索欲，形成正强化，激活大脑奖赏系统（如多巴胺释放）；短时长，用户通常能在一个 5~15 秒的短视频上持续地维持注意力集中，不易产生疲劳感，短视频刚好提供了这种快速获取信息和娱乐的方式，满足了现代人们快节奏生活中的即时需求，并填补了碎片时间；低成本互动，短视频通常还提供社交功能，如点赞、收藏、评论和分享，简单易行，增加用户参与感和归属感，以代替线下人际交往。

（2）大脑危害：不停地刷短视频影响大脑健康。长期短视频的刺激会让大脑对日常活动刺激的愉悦感降低，可能增加抑郁、焦虑风险。碎片化信息会影响注意力的持续时间和长期记忆的稳定性，减少深度思考和信息整合的机会，可能增加认知退化风险。

健康加油站

减少短视频危害、每周设置“无短视频日”、培养新爱好、注重现实社交、调整认知等方法或许能够有效控制不停刷短视频的行为。

（迟　勇　刘梦琦）

关键词

饮酒　躯体危害　精神心理危害

30. 社交场合经常**喝大酒**，对**身心健康**有什么危害

酒，是生活中常见的饮品，在一些社交场合和庆祝活动中，人们可能会饮酒，甚至会控制不住“喝大酒”。喝酒对身心健康的影响是不可忽略的。

专家说

（1）“喝大酒”对躯体的危害：首先，酒精主要通过肝脏代谢，经常“喝大酒”会对肝脏造成严重损害，容易引发脂肪肝、肝炎、肝硬化等，甚至可能发展为肝癌；还会引起胰腺炎，是一种严重的消化系统疾病，严重时会危及生命。其次，会对神经系统产生影响，经常“喝大酒”会损害大脑，使人出现反应迟钝、注意力不集中、记忆力下降等问题，长期酗酒还

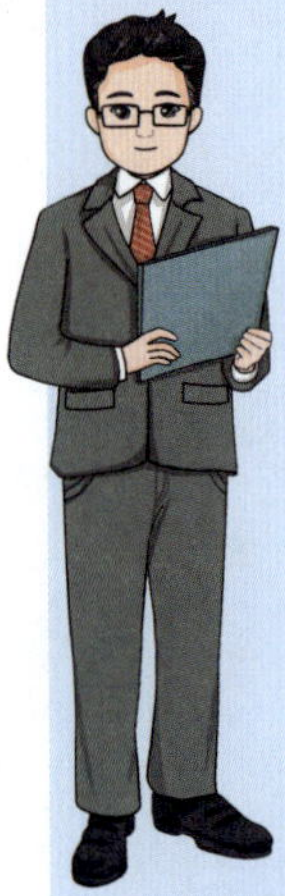

可能导致神经系统永久性损害，如引起神经炎等疾病。此外，饮酒还会对心血管系统造成危害，使心率加快、血压升高，增加心脏病和脑卒中风险；酒精会影响脂肪代谢，增高血液中的胆固醇水平，进一步增加心血管疾病的发生概率；饮酒也会影响消化系统，经常“喝大酒”可能导致胃肠道炎症、溃疡、出血等，还会增加肿瘤的发生风险。

（2）喝酒可引起成瘾、对酒精的心理和躯体依赖： 经常“喝大酒”的人可能会出现幻觉、妄想等症状。即在意识清晰的情况下，听到实际不存在的声音，看到实际并不存在的画面，如地上有虫子在爬等，被害妄想、嫉妒妄想，无故认为有人对自己不好或故意害自己，或是怀疑爱人对自己不忠。经常“喝大酒”的人很容易引起情绪及行为等问题，情绪起伏大，言行冲动，做事经常不顾后果，时间长了甚至会引起人格的改变，自私、责任感降低，对家庭、工作不关心，甚至道德感降低，发生打架斗殴、盗窃等不良行为，也会合并抑郁、焦虑情绪。

健康加油站

应尽量避免在社交场合喝大酒，如不能做到，请注意以下几点。

（1）不宜空腹饮酒。

（2）不要酒药同服。

（3）缓慢饮酒，少量饮酒。

（4）注意自己的身体情况。

（5）如有心慌、皮肤湿冷、脉搏快或停酒后焦虑、烦躁、恶心、癫痫样发作等表现，需及时就医。

（迟　勇　程永莹）

关键词

酒精成瘾　酒精戒断反应

31. 如何消除“酒瘾”

酒精是公认的成瘾物质，给个人、家庭及社会均带来严重的危害。“酒瘾”原因复杂，难以依靠任何单一手段解决所有的问题。因此，想要消除“酒瘾”，不但需要个人付诸行动，而且需要专业精神科医生的指导，此外，这个过程也需要家属的协作配合。

专家说

（1）**消除酒精的躯体依赖：**个体一旦酒精成瘾，如果突然停酒，往往会出现各种身体不适及情绪反应，即酒精躯体戒断症状，如手抖、恶心、干呕、出汗、烦躁、焦虑、抑郁、失眠等，一旦处理不当，可能会出现生命危险。因此，早期戒酒的过程需要在专业精神科医生指导下进行，逐渐减少酒的摄入量，或者使用苯二氮䓬类药物进行替代递减治疗。躯体戒断症状在停酒的第2~3天最严重，1周后逐渐消失。

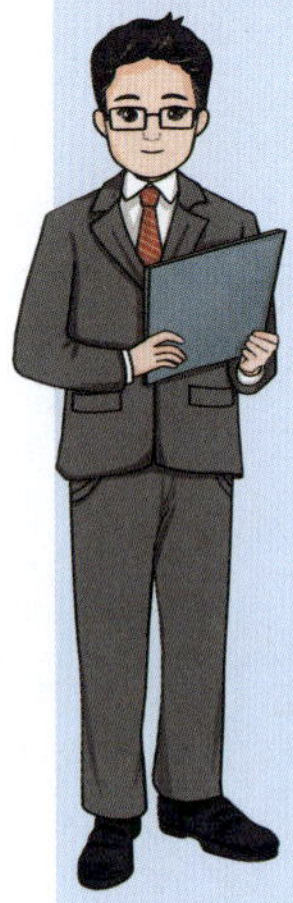

（2）消除酒精的心理依赖：对酒精的心理依赖是戒酒失败、复饮的关键因素。消除对酒精的心理渴求，是一个漫长且需要个人终身坚持的过程。要强调个人在戒酒治疗中的责任，“改变的钥匙在自己手里”，相信自己具有改变的能力，树立强烈的戒酒动机，并在整个戒酒过程中不断强化个人动机，设立短期目标及长期目标，寻找适用于自己的、具体可行的戒酒办法，这个过程不全是愉快的体验，需要个人付诸努力，也需要家人、精神科医生或心理治疗师协助。

健康加油站

酒精成瘾的特征

（1）固定的饮酒模式，可能出现晨起饮酒、不分场合饮酒。

（2）寻酒行为，为了饮酒不顾一切，如说谎、藏酒、不顾家人反对等。

（3）酒精的耐受性改变，早期为酒量增加、不易喝醉，后期耐受性下降。

（4）停酒出现戒断症状。

（5）为了避免戒断症状而饮酒。

（6）渴求，此时往往不能控制饮酒量。

（7）多次戒酒失败，常常复饮。

（迟　勇　田　璐）

32. 成瘾和内心有什么关系

烟酒瘾、游戏瘾、赌瘾，无论物质成瘾还是行为成瘾，为什么有些人能够克制，有些人却容易成瘾？成瘾有哪些心理因素呢？

成瘾行为的心理因素涉及强化与动机、性格特征、情绪与应激等多个方面，这些因素共同作用导致个体对成瘾行为的易感性增加，并影响成瘾行为的发展。

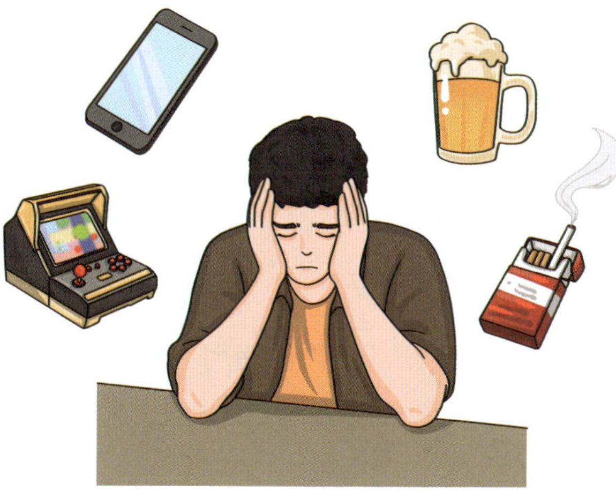

关键词

成瘾　心理因素

专家说

(1) 心理强化、动机与成瘾：生物经过百万年的进化，形成了趋利避害的动机系统，大脑内的奖赏系统负责处理奖励和快感。当个体使用成瘾性物质或玩游戏、吃美食时，奖赏系统会释放多巴胺，产生愉悦感，构成正性强化，产生趋向该行为的动机。如果这

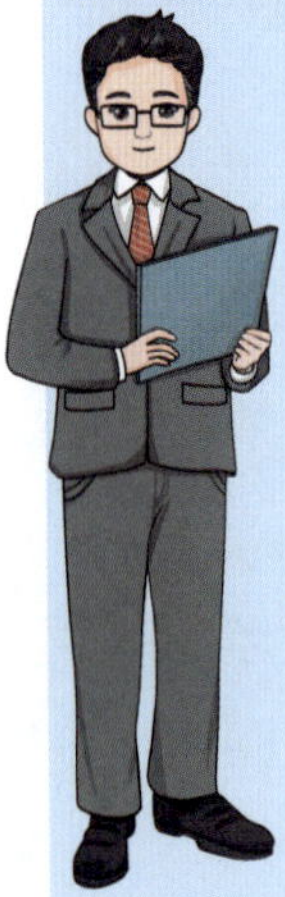

些行为反复进行，大脑可能耐受，需要更多的活动来获得同样的快感。另外，回避危险和痛苦的行为则构成负性强化。在正性强化和负性强化的不断作用下，个体不断追求短暂满足感的动机增强，继而发展为成瘾。

（2）性格特征：研究发现有两种类型的性格与成瘾行为有关，一种具有冲动、好奇、寻求刺激的特征，本能欲望要求即刻满足，片面追求感官刺激，在孩提时代往往表现出情绪不稳定、说谎、爱打架等特点；另一种具有明显的焦虑性，如害羞、自卑、紧张、情绪调节不佳，甚至抑郁等特点。前一种性格特征者可能是由于奖赏系统张力较低，需要不断的外界刺激方能维持奖赏系统的张力；后一种性格特征者往往把某个成瘾行为作为缓解不良情绪的手段。

（3）情绪与应激：长期的物质使用可以改变大脑的情绪调节机制，使得个体在面对负面情绪时更倾向于寻求使用物质来缓解不适。此外，应激事件也可以增加成瘾的易感性和复发风险。当个体遇到现实生活中的一些压力时，成瘾者会无意识地依赖一些不良方式来逃避问题，暂时性地缓解或抵消焦虑、抑郁等负面情绪，久而久之，建立起对应激事件的不良调节方式，进一步强化便可能发展为成瘾行为。例如，在面对挫折时，个体可能用玩游戏、赌博、饮酒等行为来解压、逃避、缓解情绪，时间一长，这种行为就可能发展为成瘾。

健康术语

奖赏系统

奖赏系统起源于中脑腹侧被盖区，投射到伏隔核和前额叶皮层，通过释放多巴胺，增强愉悦感和行为动机。成瘾个体在使用物质或从事成瘾行为时，能够获得快感、减少痛苦，如此循环往复，对成瘾物质或行为呈现病理性渴求，形成依赖。

（迟 勇 祁 娜）

关键词 戒烟 烟草依赖

33. 为什么**戒烟**屡战屡败

在很多人眼中，吸烟是一种缓解压力、彰显个性的行为。然而，这背后却隐藏着吸烟对健康的严重威胁。烟草依赖是一种成瘾性疾病，因此戒烟过程不会一帆风顺，就像攀爬一座陡峭的山峰，需要坚定的意志和正确的方法。了解戒烟的困难所在，并掌握有效的治疗方法，对成功戒烟至关重要。

专家说

戒烟困难的原因

烟草依赖是一种慢性、高复发性的成瘾性疾病。烟草中尼古丁的成瘾性是戒烟的首要障碍。当尼古丁进入人体后，会促使大脑释放多巴胺带来愉悦感和满足感，可以缓解压力、放松心情，俗称心瘾。一旦戒

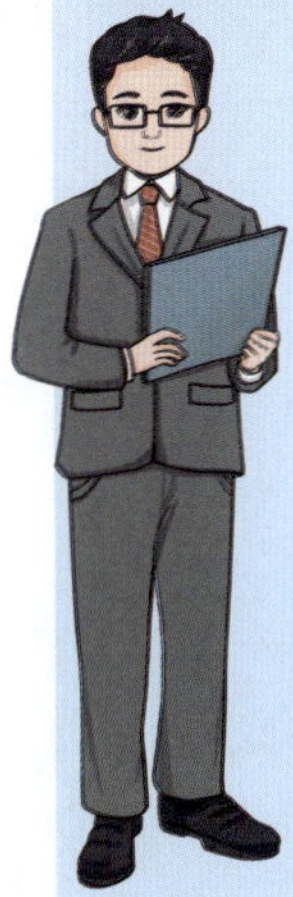

烟，多巴胺水平骤降，戒断症状随之而来，表现出焦虑、烦躁、注意力不集中、失眠等。身体不适和心瘾的双重作用会让许多人难以坚持。

戒烟治疗方法

（1）尼古丁替代治疗：尼古丁替代治疗药物制剂类型有贴片、口胶剂、喷剂、吸入剂及舌下含片 5 种，此替代治疗为身体提供低剂量尼古丁，缓解戒断反应，逐步降低对尼古丁的依赖。尼古丁制剂为非处方药，可在医院或药店购买，使用前最好咨询医生，在医生指导下使用。

此外，处方药酒石酸伐尼克兰片，可与尼古丁竞争大脑中的受体，减少吸烟带来的愉悦感，降低吸烟欲望；另外一种处方药安非他酮属于抗抑郁药，能作用于大脑神经递质，减轻对烟草的渴望并缓解戒断不适。上述两种处方药，必须在医生指导下使用。

（2）心理治疗：首先，健康宣教，如对吸烟与健康关系的认识、了解戒烟策略和戒烟过程中可能遇到的问题；其次，认知行为治疗，通过引导吸烟者认识吸烟的危害，改变对吸烟的错误认知和行为模式，增强戒烟动力与信心；最后，行为支持在戒烟过程中也发挥着关键作用，设定明确的戒烟日期，制定个性化戒烟计划，逐步减少吸烟量直至完全戒除。告知家人、朋友自己的戒烟决定，寻求他们的理解、监督与鼓励。

（3）康复治疗：复吸是戒烟最大的挑战，所以做好戒烟的康复治疗十分重要。主要包括识别不利于成功戒烟的因素，以及认识到烟草依赖是一种慢性病，要有持之以恒的治疗决心。

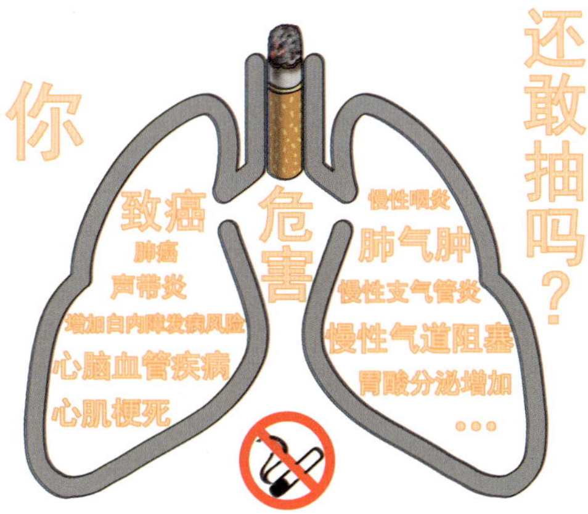

（迟　勇　于海婷）

关键词
成瘾　依赖

34. 成瘾是一种病吗

在当今社会，成瘾现象愈发普遍，如对烟酒的依赖、对网络游戏的沉迷、对购物的狂热、对药物的滥用等。然而，成瘾是否是一种病，人们的看法却不尽相同。事实上，成瘾确实是一种病，而且其危害不容小觑。到底什么是成瘾？它会带来怎样的危害？应该如何治疗？

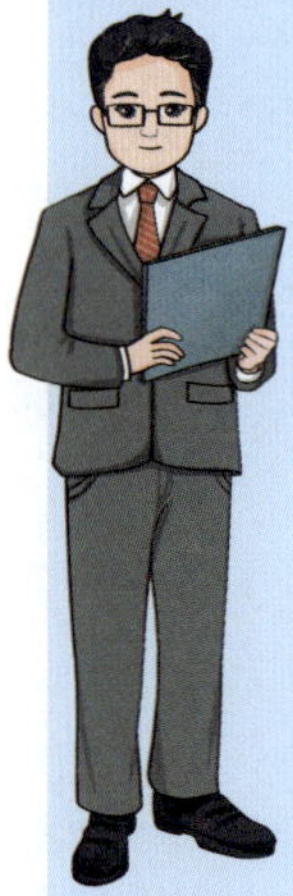

专家说

（1）成瘾通常表现为对某种物质（如毒品、酒精等）或行为（如赌博、游戏等）产生强烈的心理渴求及躯体依赖，突然停止使用物质或减量，会出现手抖、心慌、出汗、恶心、呕吐等戒断症状。成瘾者往往难以自控地寻求和使用成瘾物质或进行成瘾行为，即使知道其可能带来严重后果也无法停止。

（2）成瘾的危害主要体现在身体健康、心理健康、社会生活三方面。

成瘾对身体伤害很大，会导致器官功能损害、免疫系统紊乱、代谢异常等。例如，长期酗酒可能增加肝脏疾病、消化道出血、高血压、心脏病的发生风险；也可引起记忆力减退、智力下降、走路不稳等神经系统损害。

成瘾者容易出现情绪障碍，表现为焦虑、抑郁、恐惧、兴奋、冲动等。久而久之，成瘾者的人格也会改变，变得自私、冷漠、不负责任；也有可能出现幻觉、疑心、不认识人等精神障碍。

成瘾者可能会因为沉迷于成瘾物质或行为而忽视自己的家庭、工作和社会责任，导致家庭破裂、失业、社会关系紧张等问题。

（3）成瘾的治疗包括药物治疗、心理治疗、康复治疗。药物治疗主要是缓解戒断症状，逐渐摆脱成瘾物质。心理治疗主要是通过认知行为治疗、精神动力学治疗等方法，帮助成瘾者认识到自己的问题，改变不良的思维和行为模式。康复治疗主要包括互助会、家庭支持、社区支持、职业培训等，帮助成瘾者重新融入社会。

成瘾是一种病，我们应该正确认识成瘾的本质和危害，积极采取有效的措施来预防和治疗成瘾。同时，我们也应该给予成瘾者更多的理解和支持，帮助他们走出困境，重新回归正常生活。

（迟　勇　周丹娜）

第四章

疗愈转化

一

学会自助，正念生活

1. 为什么**正念生活**能够**转化痛苦、疗愈伤痛**

关键词

觉察　身心合一　活在当下

每个人都有痛苦！痛苦时，身体在这里，心却不知跑到哪里。我们为过去懊悔，为未来担忧，却无法真实地活在此时此地。修习正念生活，可以培育我们活在当下的慈悲和智慧，启动自我疗愈的内在力量。

当你感到孤单、无力，又找不到合适的人来帮助自己时，可以立即回到呼吸、回到身体、回到脚步，培育安住当下的内在力量，帮助自己转化痛苦、疗愈伤痛。这是能够做到的！但前提是平时就要给自己机会来持续修习正念生活。

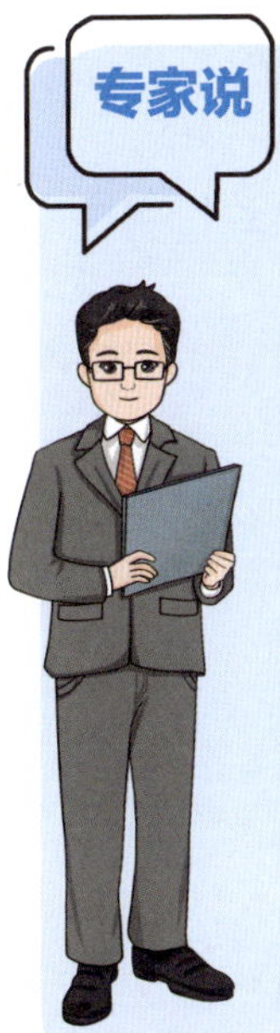

正念，是我们自己能够生起的、活在当下的一种生命能量和生活能力，也是一种生活方式和艺术。正念，犹如体内的电流，点亮生命，让我们了知当下此刻内在和周围正在发生什么，接触到生命奇迹的美妙。

当我们放下手中的一切，觉察到一呼一吸，觉察到自己有个身体，头脑中纷乱的思绪就会逐渐停下来，呼吸自然变得缓慢、深长，身体变得平静、放松、轻盈，心会感到清新、安稳、自在。随着正念生起，我们回到此时此地这个真正的家！

当我们有足够持久深入的正念能量时，就能生起定力安住当下，就有智慧洞察万物无常、无我、相互依存的本质，进而转化痛苦。

因为无常，一切都会改变。我们不必因困境而绝望，而是创造条件促进改变。我们珍惜当下所拥有的一切，因为今天所珍爱的人、事、物，终有一天会离我们远去。

万物相互依存，没有独立存在的自我。我们今天的样子，不完全由个人意愿和能力所决定，而是受很多条件影响。因此，不必为自己的不足而内疚自责，也不因自己的优势而傲慢。我们的痛苦和幸福与世界的痛苦和幸福紧密相连，照顾自己内心和平，就是照顾世界和平；照顾世界和平，也是照顾自己内心和平。

带着正念去生活，恢复我们活在当下的能力，超越过往，保护未来。过去已过去，未来尚未到，只有当下此刻是真实存在的。选择接触当下此刻内在和身边那些清新、滋养、美妙的元素，浇灌内心和平喜悦的种子。照顾当下就是照顾未来与过去，因为每个美好的当下，会接续成就美好的未来，接触当下此刻的美妙，会帮助我们重新理解过去，转化过去。

然而，很多时候，我们却落入失念状态，被忧悲愁苦所牵引。因此，我们必须懂得安排生活，创造机会，以保持正念。

（龙　迪）

2. 如何在日常生活中利用**呼吸**与**安坐**培育**正念能量**

关键词：呼吸 微笑 放松

我们可以利用每天必做的日常活动培育正念能量，如安坐、走路、进食等；也可以尝试保持正念去做任何事，如运动时、工作时、做家务时，甚至上厕所时。我们每天都要呼吸、坐立、走路、进食，利用这些必不可少的日常活动培育正念能量，是修习正念生活的基本方法。

专家说

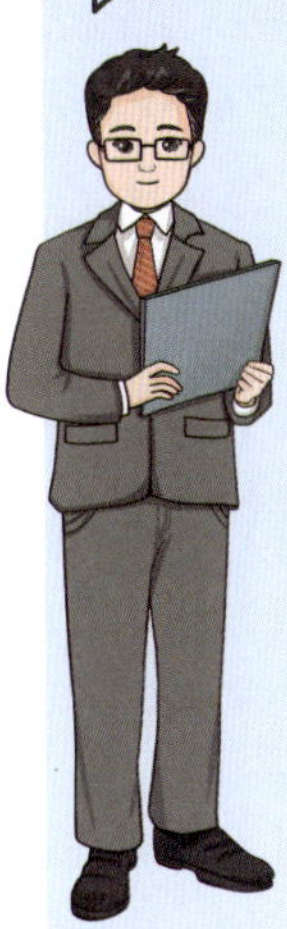

只要活着，每个人每时每刻都在呼吸，但很多人常常并未觉察到自己正在呼吸。无论你在哪里，无论你在做什么，只要你真实地觉察到自己正在呼吸，就应该慷慨地给自己一个大大的微笑，因为此刻你活着！微笑，是对生命奇迹的庆祝和感恩。觉察呼吸，对自己微笑，让身心放松，就会生起正念能量。

安排一整段时间，找个安静、不受打扰的地方，舒服地坐下来，从觉察呼吸入手。持续觉察身心现象变化，会生起更多正念能量，定力和洞察力也会随之生起。

最初，我们只是觉察到自己的入息和出息——吸气，我知道我在吸气；呼气，我知道我在呼气。只是自然呼吸——吸气，腹部升起；呼气，腹部下降。渐渐的，呼吸会变深变慢——吸气，气息变得深了；呼气，气息变得慢了。这样呼吸几次后，我们可能会感到身体放松，内心平静，身体里的紧张和压力得以释放，甚至感觉坐得安稳如山、自在如云，感受到活着的喜悦——吸进的气息正在滋养身体，呼出的气息正在带着担忧离开身体。

有时，我们会觉察到心念散乱或身心不舒服。这时，只需对念头或不舒服的感受微笑，然后轻柔地把心带回到当下此刻——回到呼吸。

在传统文化中，像这样觉察呼吸的练习，也称作“呼吸禅”或“安般守意”。带着正念安坐，称作“坐禅”。

（龙　迪）

3. 如何在日常生活中利用**行走**培育**正念能量**

走路，也可以培育正念能量。无论你走到哪里，都可以放慢脚步，带着正念走路，让双脚注入正念能量。正念的步伐让我们停止奔跑的脚步，培养接触平静的习惯，看到美妙就在身边。安住当下，回到此时此地，放下过去的枷锁，走出未来的囚牢，转化与疗愈正在发生！带着正念走路，也称为“行禅”。

专家说

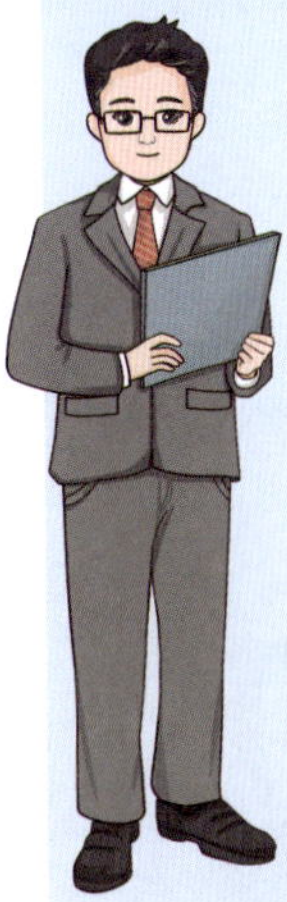

走路时，我们不说话，只专注呼吸与步伐。吸气，走两三步；呼气，走两三步。用脚步配合自然呼吸，同时觉察脚底与地面接触的感觉。用你自己的步调，缓步而行，不疾不徐。

就这样优雅地走着，把所有的忧悲愁苦都交给大地承托，感受大地母亲的力量。你可以自由地踏出每一个步伐，在坚实的大地上行走。随着迈出每一个步伐，你会回到当下此刻，享受正念、定力和智慧带来的内心平静、喜悦和坚定。

如果你在美丽的田野或公园行禅，就不要把注意力全都放在自己身上，记得享受大自然清新、美丽和辽阔的滋养。回到此时此地，你很容易感受到微风轻拂，看得见蓝天、白云、阳光、山河大地、花草树木和小鸟。如果你想要好好欣赏身边的景物，那就停下来，坐下来，带着正念呼吸和微笑，深入观察大自然的奇迹和美妙。

当内心变得安稳、自在、坚定时，你的脚步就好像和平的印章，把身心安稳宁静的印记留在大地上。你知道，大地母亲已受到许多伤害，但仍慷慨地承载一切，养护生命。现在，你带着爱，用安稳的步伐亲

关键词

行禅　正念步伐　大地承托

吻脚下的土地。于是，你带着喜悦、自在和快乐迈出的每一个步伐，都会带来滋养与疗愈，既是给自己，也是给大地母亲和所有生命！

你可以选择一段路，或一段楼梯，约定每天走过那里时练习行禅。如果与其他人一起行禅，则更易感受到支持，保持正念。

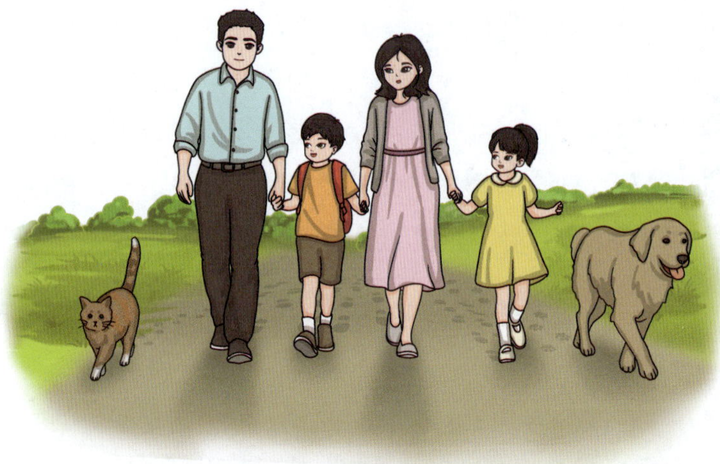

（龙　迪）

4. 如何在日常生活中利用**进食**培育**正念能量**

关键词：正念进食　礼物　感恩

每天，我们都要吃东西。进食，不仅能充饥，还能培育正念能量；不只为身体提供营养，还能滋养心灵和手足情谊。带着正念进食，也称为“食禅”。

专家说

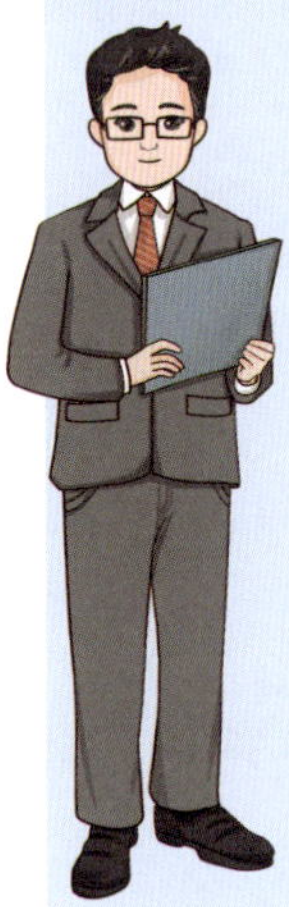

进食时，我们不说话，只拿取适量食物，安静地坐下。关闭电子设备和头脑中的思绪，回到呼吸，放松身体，回到当下此刻，带着正念接触眼前的食物。

如果你在吃橘子，可以先拿起来仔细观察它的色泽、气味、质地，想一想这个橘子怎样来到你的面前。它曾是一粒种子，埋在土壤里，经过阳光、雨水、大地的养分滋养和果农的辛勤劳作，发芽、开花、结果，经过运输、采买、清洗，出现在我们面前，其中包含了许多人的辛勤劳动。眼前的食物是宇宙、天空、大地的礼物。进食时，感受到整个宇宙都在支持着我们的生命。我们心怀感恩，不再孤单！

在食物放入口中之前，先看清你将吃进去什么。缓慢咀嚼入口的食物，感受食物与口腔的接触，细细咀嚼每一口食物，直到食物成为液体。让每一口食物带来内心的平静、喜悦和快乐！

进食完毕，你可以多坐一会儿。看着已空的碗碟，感恩自己幸运地吃到食物，不再饥饿；看看身边一起进食的人们，感恩他们平安无恙；觉察到身体得到营养，保持健康，与历代祖先和子孙后代连结。带着正念进食，你会发现，其实，你所需要的食物并没有自己以为的那样多。

如果一家人坐在一起正念进食，就可以享受一家人好好吃饭的氛围。进餐时，可以安排正念进食时间，5 分钟、10 分钟、20 分钟都可以。正念进食结束后，一家人的交谈可以围绕食物的美好，但不要谈论令人不安、不快的话题。与家人一起准备餐食时保持正念，有助于营造平静祥和的家庭氛围。

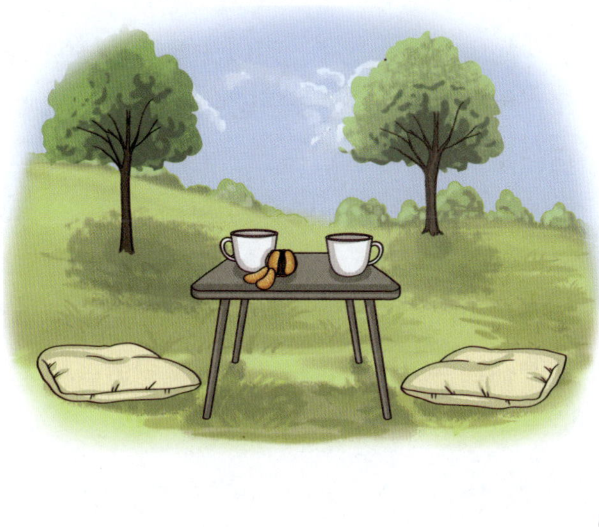

（龙　迪）

5. 如何**转化愤怒**情绪

关键词

拥抱 照顾 转化

有时，别人对我们说的话、做的事，会浇灌我们内在愤怒的种子，于是，我们想要惩罚那个人！如果愤怒得不到及时照顾和转化，我们说的话、做的事就很容易伤害别人，也伤害自己。保持正念，有助于转化愤怒！

专家说

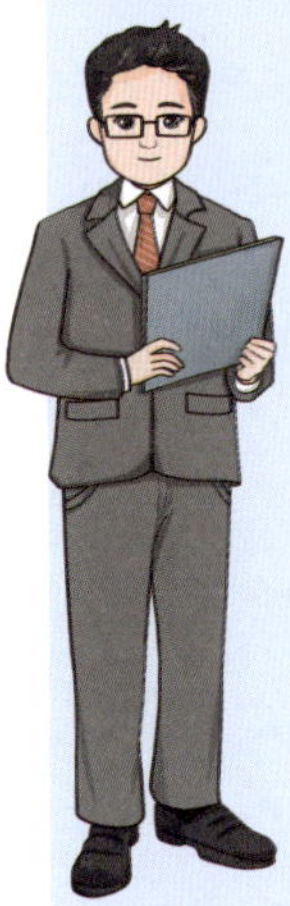

愤怒时，我们不说话，也不行动！回到呼吸，用正念能量按下愤怒暂停键，这是我们送给世界的珍贵礼物！

吸气，我知道我正在生气；呼气，我对我的愤怒微笑。吸气，我的愤怒，我知道你在这里；呼气，我会好好照顾你……用坐禅或行禅持续生起的正念能量拥抱愤怒，等待思绪平静下来，更容易看清真相，找到愤怒的真正根源。

觉察到你对“惹”自己生气的那个人生起负面想法时，先别坠入其中。想一想是什么原因让对方对你这么说或这么做？你可能会看到，对方其实也正在受苦。于是，你可能不再想惩罚对方，而是想要帮助对方增加快乐（慈）、减轻痛苦（悲）。

愤怒时，我们可能会忘记对方的优点、善意和善行，或不能正确地理解对方的意思。一旦意识到自己说的话或做的事伤害到对方，要尽快直接道歉。正念的能量具有体贴、关切和友谊的成分，只要说话时在呼吸中保持正念，我们平静的力量就会让对方也平静下来。

持续保持正念，我们就容易看到，愤怒的根源可能并不在对方身上，而是对方的言行触碰到我们自己内在痛苦的种子。我们需要深入观察：是什么每天喂养了我们的痛苦，让我们内心痛苦的种子变得强壮，例如愤怒、恐惧、暴力、歧视等。除了吃进去的食物外，我们还要觉察并有选择地摄入感官食物，包括思想、交谈、电影、书刊、互联网等。我们要停止给痛苦提供食物，多接触身边和内在清新、滋养、疗愈的元素，浇灌内心和平喜悦的种子。

健康云课堂

如何转化我们的愤怒情绪

（龙　迪）

6. 如何**转化孤单疏离感**

有时，我们感到孤单疏离，特别是当遇到困难却得不到支持和帮助时。如果生长在不快乐的家庭，那种没根的感觉很容易让我们误以为自己会永远被世界遗弃。我们缺乏自信，甚至怀疑生命价值和人生意义。修习正念生活，有助于重建连结，转化孤单疏离的感觉。

专家说

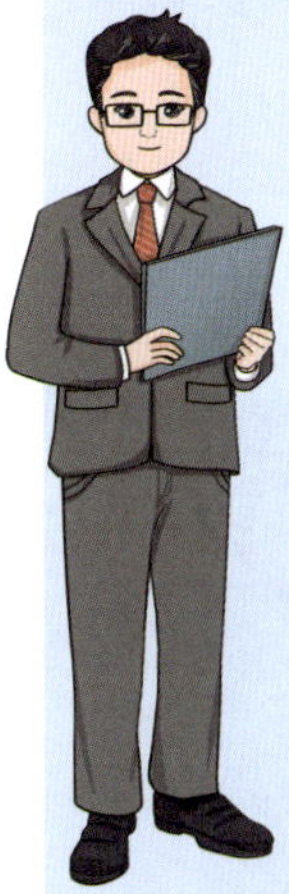

先照顾自己，回到呼吸，放松身体。待身心平静下来，想一想自己从小到大，哪些人、事、物曾经或正在浇灌你内心美善的种子？对他们微笑，感恩他们给你支持。你可能还会想起目前谁能帮到你，谁需要你帮忙。立即行动，重建连结！

你可以到大自然行禅，带着正念迈出每一个步伐，感受大地母亲的承托，把自己从疏离状态中解放出来。

你可以修习接触大地，俯身全心全意地接触大地，感受大地的力量！大地，就像一个尽职尽责的母亲，无论什么时候，无论我们在哪里，她都一直在安稳地支持和包容着我们。我们和大地是一体的，也和大地上生生世世的血缘祖先、地缘祖先、精神祖先和子孙后代是一体的。我们就是大地的一部分！

我们接触大地，打开心扉，接受祖先传承给我们的德行和才能，转化他们传递给我们的欠缺和不足，也接纳晚辈的德行、才能和欠缺。

我们是祖先的延续，也是子孙后代的根脉。我们与他们都在同一条生命河流中微妙地演变着。在他们之中我看见自己，在自己之中我看见他们。实际上，

关键词

接触大地　与自己和解　重建连结

我们从来都不是孤立存在的一个人：很多生命都在支持着我们，我们也在支持着其他生命。

修习行禅和接触大地，可以帮助我们生起无常、无我、万物相互依存的智慧，生起有根的感觉，不被生活境遇和生命困境所淹没。如果我们能创造机会，平时与其他人一起修习，强大的集体正念能量更能支持我们与自己和解、重建连结，进而转化孤单疏离感。

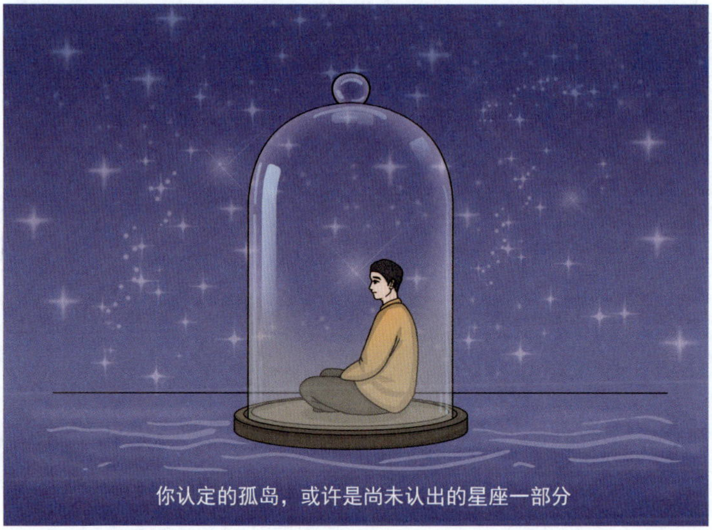

（龙　迪）

7. 如何让**正念生活**成为生活方式

关键词

留出时间　结伴同行　五项正念修习

为了疗愈和转化，我们需要持续产生正念能量，给身心充上足够的“电流”。如果只是通过阅读或听课，去了解有关正念的知识，并不足以疗愈伤痛。我们需要带着正念去生活，在日常生活中培育念、定、慧的生命能量。为此，我们需要深化正念修习，让正念生活成为生活方式和生活艺术。

专家说

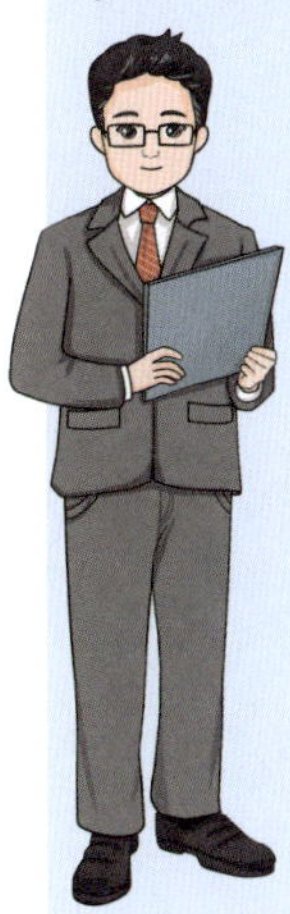

给自己留出时间，让身心合一。我们习惯于现代社会由互联网带来的快节奏，手脚不停，思绪纷繁，难以入眠，却不舍得留时间给自己修习正念生活，任由心念散乱带来无力、无助和无望。其实，只要回到呼吸，回到身体，迈出平静安稳的步伐，与家人、亲友或同事一起正念进食，你就会发现，修习正念生活是生命活力的维生素，为此付出时间是必须的，也是值得的！

结伴同行，是深化正念修习的重要保障。创造条件，与家人、亲友、同事或社会团体的同伴定期聚在一起，一起修习正念生活，分享彼此的心得体会，就可以让集体正念能量有力地支持彼此的转化和疗愈。

可以安排假期，与你在乎的人一起参加高质量的正念生活营（禅营）。同行者相聚修习和分享，可以加深正念、定力和洞察力。

五项正念修习，是一行禅师将佛陀教导的五戒翻译成现代语言，可帮助我们在日常生活中践行正念生活，反思自己的行为、语言和意图，借以保护个人、家庭与社会，为自己、国家和世界带来幸福快乐。其内容包括：第一项，尊重生命，以减少自己、家庭和社会的暴力；第二项，慷慨分享、不偷窃、不剥削；第三项，负责任的性行为，以保护个人、伴侣、家庭和儿童；第四项，深度聆听和爱语，以恢复沟通与和解；第五项，正念消费，避免将有毒元素摄入身心。

（龙　迪）

二

寻求支持，找人帮助

8. 他人的建议真的能帮助我们吗

关键词

倾诉 倾听 听取建议

在日常生活中，我们常常会面临各种问题和决策，而他人的建议似乎总是如影随形。那么，别人的建议真的能帮助到我们吗？

专家说

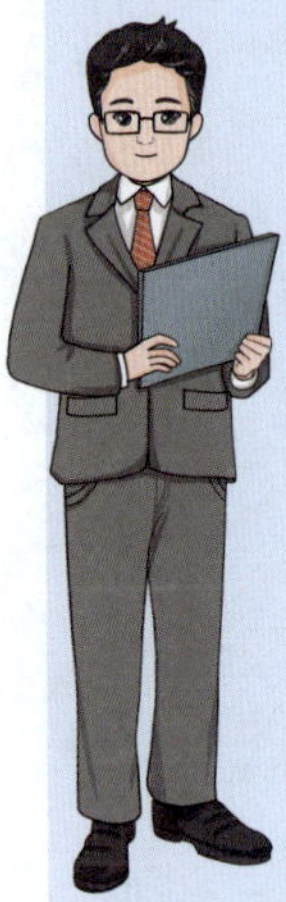

他人的建议可以帮助我们从不同的角度看待问题。当我们深陷困境时，往往会陷入思维的局限性，而他人的观点可能为我们打开新的思路。

当我们面临压力或困难时，他人的建议往往伴随情感上的支持。这种支持可以减轻我们的心理负担，让我们感到不孤单。心理学研究表明，社会支持能够显著缓解心理压力，增强心理韧性。他人的建议可以促使我们进行自我反思。当我们听到不同观点时，可能会被迫重新审视自己的想法和行为。这种反思有助于我们更好地了解自己，发现潜在的问题，并找到解决问题的方法。

虽然他人的建议可能是出于好意，但大多数人并没有接受过专业的心理学或相关领域的训练。他们的建议往往基于个人经验或主观判断，可能并不科学或有效。每个人的情况都是独特的，他人的建议可能无法完全适应个人的情况。因此，盲目接受他人的建议而不考虑自身实际情况，可能会导致无效甚至有害的后果。

当然，在面对他人的建议时，我们需要保持理性的态度，学会筛选和评估。首先要判断建议是否基于科学和事实，是否符合自己的实际情况。对于那些明显不切实际或与自己情况不符的建议，可以礼貌地拒绝或暂时搁置。

当问题较为严重或难以自我解决时，建议及时寻求专业帮助。专业心理治疗师或咨询师能够根据患者的具体情况，提供科学、有效的治疗方案。同时，我们也可以将他人的建议与专业意见相结合，找到最适合自己的应对方式。

总的来说，他人的建议可以为我们提供新的视角、情感支持和自我反思的机会，但同时也存在一定的局限性。我们需要学会正确对待他人的建议，结合专业意见，保持自我判断，从而找到最适合自己的应对方式。只有这样，我们才能在面对问题时，做出最适合自己的决策。

（杨小波）

9. 为什么有人**支持**很**重要**

在人生的旅途中，我们常常会遇到各种挑战和困难。无论是生活中的挫折，还是工作中的压力，或是情感上的困惑，我们都需要面对和解决这些问题。而在这个过程中，来自他人的支持显得尤为重要。从心理学的角度来看，为什么有人支持对我们如此重要呢？

关键词：支持　认同感

专家说

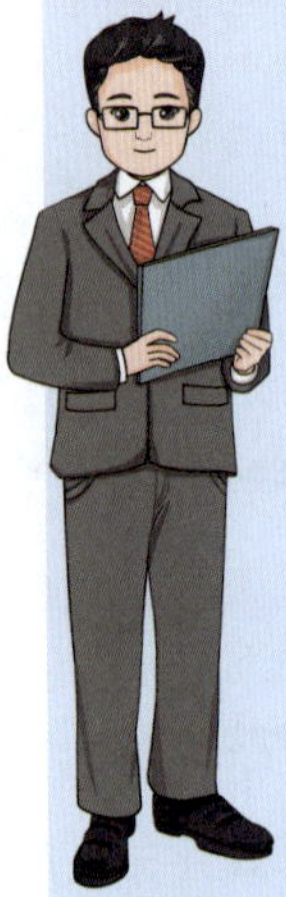

首先，支持对心理健康有不可忽视的作用。当我们面临压力时，来自他人的支持可以起到缓冲作用。心理学研究表明，当人们感受到来自家人、朋友或同事的支持时，应激反应会减轻，心理压力也会得到缓解。这种支持不仅仅是言语上的安慰，更是一种情感上的共鸣。当我们知道有人在背后支持我们时，我们会觉得自己并不孤单，这种情感上的连结能够增强我们的心理韧性，帮助我们更好地应对生活中的各种挑战。

其次，支持能够提升自我效能感。自我效能感是指个体对自己能否成功完成某项任务的信心和信念。当我们得到他人的支持时，会更加相信自己有能力去解决问题、实现目标。这种支持可以来自多个方面，包括情感上的鼓励、行为上的帮助以及信息上的支持。情感上的鼓励可以让我们感受到温暖和力量，行为上的帮助可以让我们更有信心去尝试新的事物，信息上的支持则可以让我们更好地了解问题和解决问题的方法。通过多方面的支持，自我效能感会得到显著提升，从而更有动力去追求自己的目标。

此外，支持还能够促进我们与他人之间的情感纽带。当我们给予他人支持时，不仅能够帮助他们解决问题，还能够增进彼此之间的信任和亲密感。这种情感纽带的建立不仅对个体的心理健康有益，还对整个社会的和谐发展有重要意义。在一个充满支持的社会环境中，人们会更加愿意帮助他人，最终形成一种良性循环。这种支持文化能够增强社会的凝聚力，让我们感受到社会的温暖和关怀。

他人的支持不仅能够帮助我们在事业上取得成功，还能够促进我们在情感、心理等方面的全面发展。通过与他人的互动和支持，我们能够学习到更多的知识和技能，提升自己的综合素质。

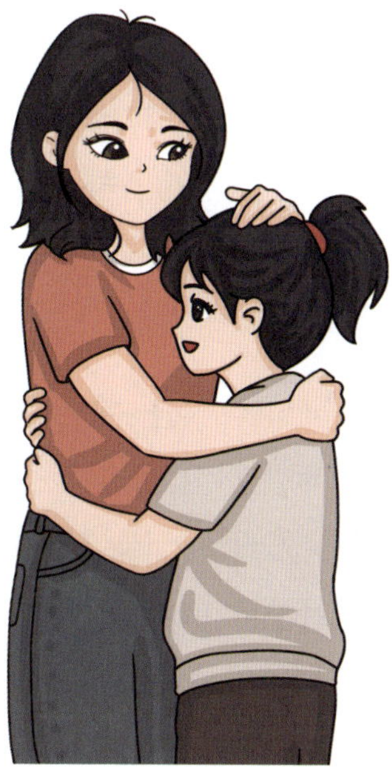

（杨小波）

10. 为什么说出来就会心情舒畅

关键词：倾诉　理解

在日常生活中，我们常常会遇到各种烦恼和压力，而当我们把这些情绪说出来，与他人分享时，往往会觉得心情舒畅了许多。这种现象背后有着深刻的心理学原理。

专家说

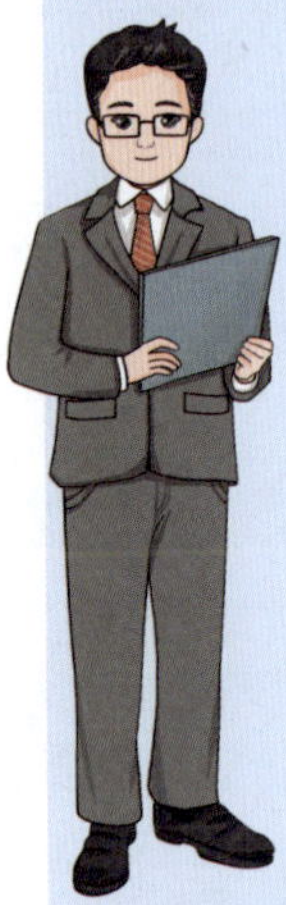

从心理学角度来看，情绪是一种复杂的心理状态，不仅包括主观体验，还伴随生理反应和行为表现。当遇到负面情绪时，如愤怒、焦虑、悲伤等，这些情绪会在我们的大脑中产生强烈的信号，激活应激反应系统。如果这些情绪得不到适当的表达和释放，就会在体内积累，导致心理压力不断增大，甚至可能引发心理问题。

而当我们把情绪说出来时，实际上是在进行一种情绪表达，这种表达可以帮助我们把内心的压力释放出来。心理学研究发现，倾诉能够显著降低大脑中与负面情绪相关的神经活动，减少应激激素的分泌，从而缓解心理压力。这种情绪释放的过程就像打开了一扇窗户，让压抑的情绪得以流通，从而使我们感到轻松和舒畅。

除了情绪释放的作用外，倾诉还能让我们获得来自他人的支持和认同。当我们向他人倾诉时，对方的倾听、理解和回应会让我们感受到温暖和力量。这种社会支持能够增强我们的心理韧性，让我们觉得自己并不孤单，从而更有信心去面对问题。

此外，当他人对我们的倾诉表示认同或理解时，我们还会获得一种心理上的满足感。这种满足感能够进一步缓解负面情绪，提升情绪状态。

倾诉的过程也是一种认知重构的过程。当我们把情绪说出来时，需要对自己的经历和感受进行整理和表达。这个过程可以帮助我们从不同的角度看待问题，重新评估自己的情绪。这种认知重构能够帮助我们更好地理解和管理情绪，从而减少负面情绪的影响。心理学研究表明，情绪表达与认知重构相结合，能够显著提升情绪调节能力。

除了对心理健康的积极影响外，倾诉还有助于我们的生理健康。研究发现，长期压抑情绪不仅会导致心理问题，还可能引发一系列生理疾病，如心血管疾病、免疫系统功能下降等。而通过倾诉释放情绪，可以降低这些生理疾病的发生风险。

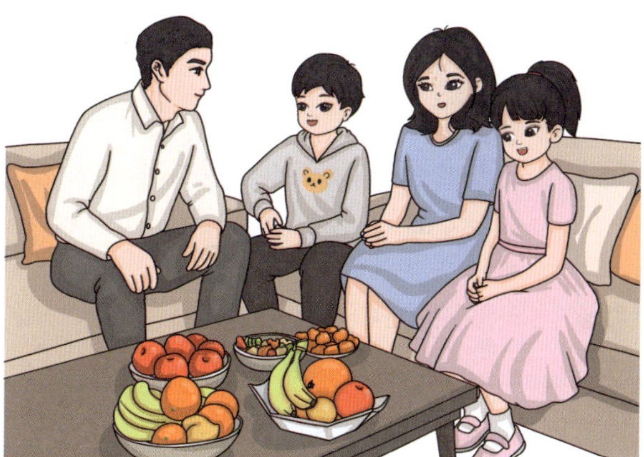

（杨小波）

11. 运动对精神心理疾病的康复有什么作用

关键词

运动 内啡肽 多巴胺

在心理诊疗的日常工作中，常常鼓励精神心理障碍患者“动起来”。你可能纳闷，为什么运动对康复有积极作用呢？其中的门道可不少。

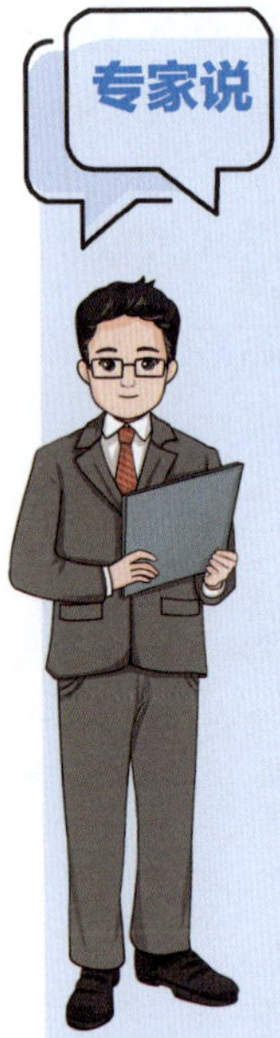

对于精神心理疾病患者，无论是焦虑带来的心慌意乱、坐立不安，还是抑郁导致的消沉萎靡、慵懒乏力，身体就像被负面情绪绑住了一样。而运动，就像是一把神奇的“剪刀”，能剪断这些束缚。当患者穿上运动鞋，出门跑上几圈，或是跟着健身视频跳跳舞，身体的血液循环会立马加速。想象一下，富含氧气的血液欢快地流淌在身体各处，大脑这个“司令部”也被滋养得活力满满。原本因焦虑而紧绷的神经，在汗水挥洒的同时会慢慢松弛下来；被抑郁阴霾笼罩的思绪，也会随着身体律动逐渐开朗。

运动还能促使大脑分泌“快乐因子”——内啡肽和多巴胺。内啡肽就像是身体自产的天然止痛药，在运动达到一定强度，肌肉微微酸胀时，它大量分泌，帮助患者驱散心理上的不适，带来平静和满足感。多巴胺则负责传递兴奋、愉悦的信号，让人充满动力。

抑郁症患者往往多巴胺分泌不足，干什么都提不起劲儿，规律运动后，大脑像被“重启”了一样，开始源源不断地产出多巴胺，使其重拾对生活的热情。

从社交层面看，运动为患者打开了一扇连接外界的窗户。参加健身班、户外运动小组，有机会结识志同道合的朋友。对于那些因心理障碍而自我封闭的人，新的社交关系就像春日暖阳，能融化他们心头的坚冰。彼此交流运动心得、分享康复经历，能让患者意识到自己并不孤单，还有很多人一起在努力变好。在群体运动中，大家相互鼓励、加油打气，这种积极的人际互动可以给予患者情感支撑，进一步推动康复进程。

总之，运动就像一味“万能良药”，从生理、心理、社交等多方面助力精神心理疾病患者康复。如果你身边有人正受这类困扰，拉着他们动起来吧，开启这场活力满满的康复之旅。

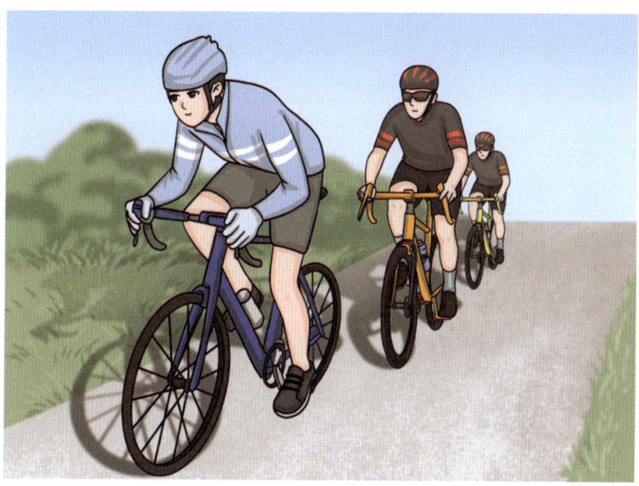

（杨小波）

12. 和 AI 心理机器人聊天对心理治疗有帮助吗

关键词

AI 机器人 心理治疗

在心理治疗领域越来越多地融入科技的当下，不少人好奇：和 AI 机器人聊天会有帮助吗？答案是肯定的。

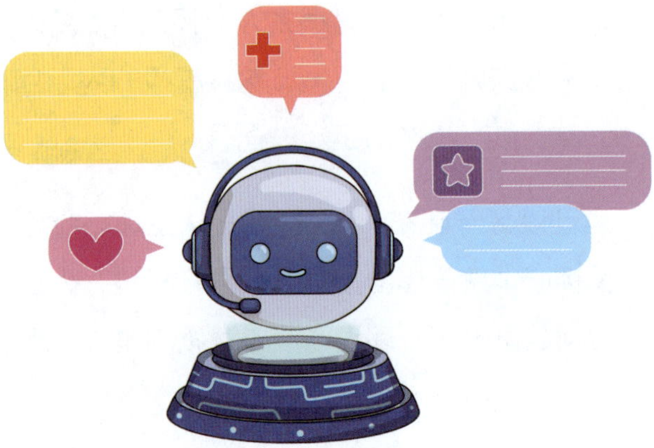

专家说

对于一些人而言，迈出向人倾诉的第一步难如登天。面对他人，他们可能紧张得说不出话，担心被嘲笑、被评判。这时候，AI 机器人就像一个“安全堡垒”，它没有人类的偏见，不会在我们表露脆弱时露出惊讶或嫌弃的神情。例如，一位患有严重社交焦虑障碍的小伙子，在和 AI 机器人交流初期，哪怕只是通过文字输入，手指都在颤抖。但机器人温和、不带评判

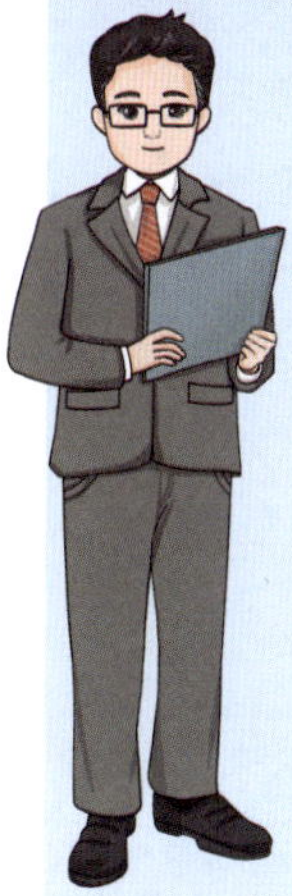

的回应，让他慢慢放松，从只言片语到敞开心扉，逐渐习惯表达内心的痛苦，这是康复至关重要的开端。

AI 机器人还具备超强的知识储备与信息整合能力。无论怎样的心理障碍甚至是精神障碍，它都能精准地提供相应的心理和疾病知识，帮助患者了解自己“怎么了”。并详细解释这些心理障碍或精神障碍是大脑出现的“小故障”，而不是患者的“过错”，用通俗易懂的语言让患者明白心理障碍的根源，缓解因未知而加剧的焦虑。

24 小时随时待命也是 AI 机器人的一大优势。负面情绪常常不按常理出牌，我们可能会在半夜惊恐发作，或是凌晨被抑郁情绪淹没，孤独无助时，身边能有个随时回应的“伙伴”，意义非凡。深夜里，被失眠和焦虑折磨的朋友可以向机器人倾诉，及时得到安抚，并按照机器人提供的简单放松技巧，如深呼吸引导、冥想建议，慢慢平静心绪，度过难熬时段，避免情绪进一步恶化。

和 AI 机器人聊天为我们打开了一扇新窗，在辅助日常情绪管理、知识普及、初步倾诉引导上均表现出色，成为我们在情绪痛苦的黑暗中摸索时的微光。

（杨小波）

三

心灵指导，照亮方向

13. 心理咨询和心理治疗一样吗

关键词

心理咨询 心理治疗

心理咨询师和心理治疗师就像“心理保健师”和“心理专科医生”，一个帮你预防“小感冒”，一个帮你治疗“肺炎”，但用的“药”可能来自同一个药箱！

专家说

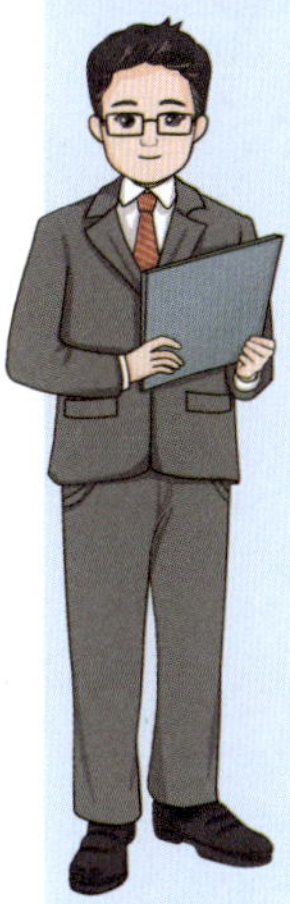

相同点：一家人不说两家话

（1）理论方法一致：二者都用临床心理学“工具箱”解决问题，如倾听法、情绪调节技术。例如，心理咨询师用合理情绪疗法帮职场人群缓解焦虑，心理治疗师也用同样的方法治疗焦虑症患者。

（2）助人自助的成长目标一致：无论是咨询还是治疗，最终目标都是帮患者“升级打怪”，提高情绪调节和应对问题的能力，自我成长。例如，学生考试焦虑时，咨询师会教他调整心态；抑郁症患者治疗后，也能重拾生活信心。

（3）信任关系是成功的关键：就像好朋友聊天需要信任，咨询和治疗都强调“你懂我”的默契。没有这份信任，再有效的方法也像“对牛弹琴”。

不同点：萝卜青菜各有所爱

心理咨询和心理治疗的区别如下。

维度	心理咨询	心理治疗
服务对象	困扰中的正常人群(如职场压力、婚恋矛盾等)	精神障碍患者(如抑郁症、焦虑症、强迫症等)
问题性质	短期困扰(如情绪波动、决策困难)	长期/复杂问题(如创伤后应激障碍)
干预深度	意识层面调整(如改善认知、行为指导)	探索潜意识(如童年阴影、人格重塑)
时间跨度	短期(1~5次为主)	中长期(数月到数年)
从业资质	心理学背景+心理咨询师认证,多在学校心理咨询室、私人心理咨询机构等开展	医学/临床心理学背景+心理治疗师执照,通常在医院进行

健康术语

心理咨询

通过谈话形式帮助个体探索问题，解决心理困扰，提升生活质量。

心理治疗

采用心理学理论和技术，针对心理障碍和精神疾病进行系统性干预。

（赵久波　赵新宇）

14. 如何找到可靠、适合自己的心理帮助者

关键词：资质认证　需求匹配　个人感受

心理咨询与治疗没有最好，只有最合适，选择咨询师就像选鞋子，合脚比品牌更重要。选择心理帮助人员要看“三件套”：正规资质、专业对口、合理承诺。

专家说

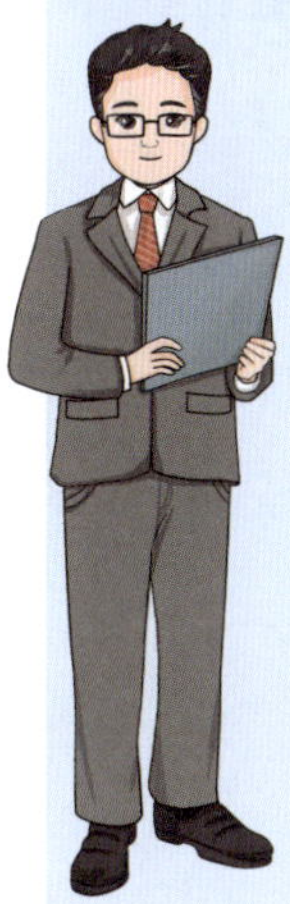

找心理帮助者就像找装修师傅，三个关键点不能少。

（1）**查资质：**国家二级/三级心理咨询师证书是基础，心理治疗师还需要有国家卫生健康委员会颁发的证书。

（2）**看专长：**看受训背景和从业经历，擅长的主要方向，如处理亲子问题或夫妻矛盾，选家庭治疗方向。

（3）**试感觉：**首次咨询后自问三个问题——是否感到被尊重？说话时对方是否专注？提出的建议是否可操作？

特别提醒，不要迷信“权威头衔”“三天见效”“包治百病”的承诺，心理成长需要过程，就像种下一颗种子需要浇水施肥才能发芽。例如，有位退

休教师换了三位心理咨询师后感慨："最后帮我解决问题的，反而是最年轻的咨询师，因为她真的懂我们中年人的困境。"

建议在选择过程中，参考以下步骤：首先明确自己的需求，如是婚姻问题、亲子关系还是职场压力等；然后查询当地心理服务备案平台或医院的信息，筛选出具有资质的咨询师；接着查看他们的案例方向，了解其在特定领域的经验；之后再预约试谈，感受咨询师的风格和态度；最后根据自己的感受判断匹配度。通过这些细致的步骤，你就能找到真正适合自己的心理帮助人员，开启一段有效的心理成长之旅。

（赵久波　赵新宇）

关键词

合理期待　记忆巩固　情绪缓冲　持续支持

15. 为什么心理咨询要每周固定见面

心理改变如同种树，速生白杨需 1 年，参天红松要 10 年，规律的咨询节奏就像给植物定期浇水，让改变真正扎根生长。

专家说

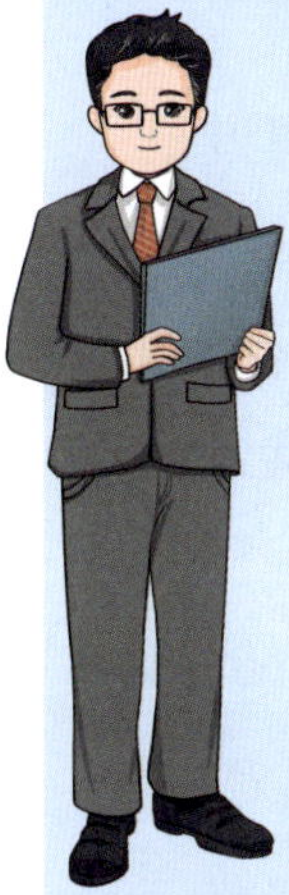

咨询见效时间因人而异，国际标准如下所示。

短期咨询（6~12 次）：解决具体问题如面试焦虑。

中期咨询（3~6 个月）：改善亲密关系、职场适应。

长期咨询（1 年以上）：处理童年创伤、人格重塑。

你养过植物吗？心理咨询就像给心灵定期浇水。每周固定时间见面，大脑才有机会慢慢消化新方法，且大脑学习新方法也需要反复练习。例如，这周学会了“焦虑时放松法”，接下来每天练习，下周就能告诉咨询师：“地铁拥挤时管用，但面试前还是紧张”。如果间隔太久，就像健身断断续续，刚形成的肌肉记忆又消失了。

特别要说明的是，很多情绪问题像高压锅里的蒸汽，需要慢慢释放。不要期待立竿见影，也不要因为短期反复而放弃。每周一次的频率既能让情绪得到缓冲，又不至于积累到爆发。如果间隔太久，就像给植物浇一次水后不管了，刚长出的根又会枯萎。如果确实有特殊情况（如出差），也可以调整为两周一次，但就像吃药减少剂量一样需要延长疗程，整体咨询时间也会相应增加。

健康加油站

研究显示，大脑前额叶皮层整合心理咨询中的新认知模式需 5~7 天周期，因其依赖突触可塑性所需的神经递质释放、树突棘重塑及蛋白质合成过程，每周一次的咨询频率既能避免高频干预导致的信息过载，又可防止间隔时间过长引发的记忆淡化，为前额叶的神经回路重塑提供关键时间窗口。同时，规律咨询通过强化海马体（情景记忆编码）与杏仁核（情绪处理）的功能连接，促进情绪记忆与理性认知的协同整合。例如，创伤患者能将咨询中的“安全感”体验转化为长期记忆，以调节杏仁核的过度反应。

（赵久波　赵新宇）

16. 心理咨询是否只是聊天，没有实际作用

专业心理咨询不是“随便聊聊”，而是用科学的方法给大脑进行“系统升级”，调整情绪、改变行为、重塑认知、助人自助。

专家说

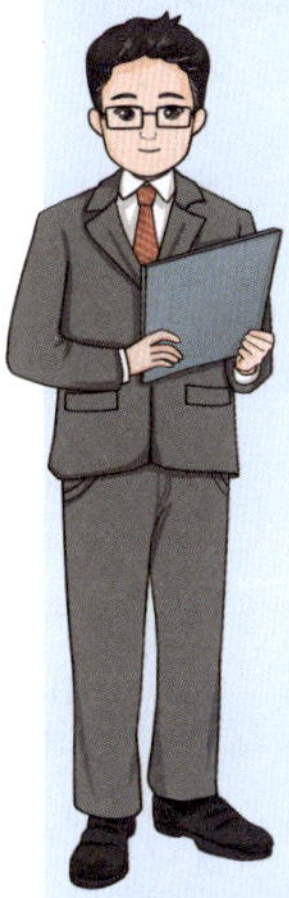

心理咨询的步骤

第一步：精准检查找问题

就像修车要先检查哪里坏了，咨询师会先通过专业访谈和量表评估患者的心理状态，找到问题根源。

第二步：定制方案练方法

针对不同问题有不同的“绝招”，如抑郁症常用行为激活（鼓励患者去做能带来成就感的小事，包括散步、见朋友，以重新激活大脑的快乐系统）。

第三步：完成作业助疗效

就像健身要每天练习，心理咨询也会留作业来进一步帮助巩固效果，例如，通过日常的放松训练学习身心放松技巧，降低焦虑。

心理咨询的实际作用

（1）生理层面：身体在变好

就像举哑铃锻炼肌肉，心理咨询能带来大脑的改变，有研究发现，抑郁症患者接受咨询后，大脑的海马体（记忆和情绪调节区）体积增大，患者情绪变得更稳定。

（2）行为层面：坏习惯真的能改

例如，一个总担心门没锁的强迫症患者，经过咨询后，检查次数减少了70%，生活更加轻松；社交恐惧症患者，通过角色扮演练习，能逐渐适应和人交流，甚至能上台演讲。

（3）认知层面：看问题的角度变了

例如，“你说‘没人喜欢你’，那上周谁主动找你聊天了？”，这样一分析，你会发现大部分的负面想法其实没有依据，只是大脑在“吓唬”你。

健康加油站

心理咨询≠立刻舒服，通常不会一次见效。但如能坚持4~6次，通常会感受到变化：睡眠变好，情绪变稳，行动力提升。如果3~4周后毫无变化，可能需要调整咨询方式或更换咨询师，就像健身教练不适合就换一个，心理咨询没有最好，关键是能精准匹配适合你的咨询师。

心理咨询和普通聊天的区别

普通聊天	心理咨询
直接帮你做决定	助人自助，帮助你有勇气做出决定，面对后果
安慰“别想太多”	教你“怎么想才合适”
基于生活经验，可能越聊越乱	有科学方法引导，越聊越清晰
聊完可能还是老样子	聊完会有具体行动方案

（赵久波　赵新宇）

17. 孩子出问题，家长为什么要参与

孩子的问题常常是家庭环境的“温度计”，需要全家共同调整。

关键词：家庭系统　行为示范　环境调整

专家说

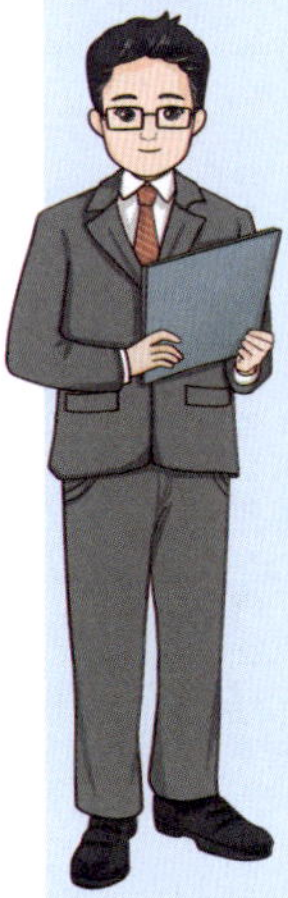

想象鱼缸里的金鱼生病了，光给鱼治病不够，还要换掉浑浊的水。很多孩子的问题其实反映出家庭需要调整，如父母总是争吵，孩子可能会头痛、尿床或厌学——这不是孩子故意捣乱，而是承受不住压力的求救信号。

举个真实案例：14 岁女孩反复割伤手臂，后来发现她在模仿母亲用疼痛缓解情绪的方式。当母亲学会用运动释放压力后，女孩的自我伤害行为逐渐减少。这说明家长的行为模式就像家庭的 WIFI 信号，孩子会无意识地接收。

为了改善孩子的心理问题，家长需要从自身做起，调整家庭环境和教养方式。首先，家长要意识到自身行为对孩子的影响，积极改变不良行为模式。例如，父母可以通过学习情绪管理技巧、参加亲子教育课程等方式，提升自身的育儿能力。其次，家庭成员之间要建立良好的沟通机制，营造和谐的家庭氛围。家庭

沟通改善三步法：全家每天共同做件事（即使只是叠衣服）；每周开展“优点发现会”，每人说出其他成员 3 个优点；情绪激动时改用纸条沟通。这些方法有助于增强家庭成员之间的互动和理解，减少冲突和误解。

家长与孩子一起参与家庭治疗，通过专业心理咨询师的指导，深入探讨家庭关系中存在的问题，并制定相应的改善策略。在家庭治疗过程中，家长可以学习到更有效的沟通技巧和教养方法，从而为孩子创造一个更加健康、积极的成长环境。

健康术语

家庭系统的整体性

系统理论认为，家庭成员之间的行为是相互影响的。一个家庭中任何成员的变化，都会引起其他成员的调整。例如，当父母改变自己的沟通方式（从指责转为倾听），孩子可能表现出更开放的态度和更健康的情绪管理。

跨代模式传递

父母的行为模式通常来源于他们自己的家庭背景和成长经历。如果不加以反思，可能会无意识地传递给孩子。例如，一对在高控制环境中长大的父母，可能会用同样的方式对待自己的孩子，导致孩子出现焦虑或反叛。

（赵久波　赵新宇）

18. 艺术活动能治疗心理疾病吗

关键词

非语言表达　情绪释放　专业引导

音乐、绘画等艺术形式可以成为打开心门的“钥匙”。表达性艺术治疗是通过音乐、绘画等非语言方式引导情绪表达的专业疗法，如同为情绪找到“不会说话的翻译官”。

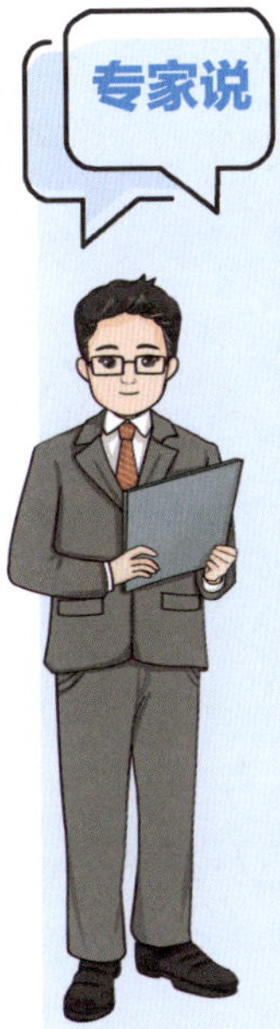

有些心理治疗根本不需要说话！例如，建筑工人王叔通过敲打非洲鼓释放压力，当鼓点和心跳同步时，他说：“感觉心里堵着的大石头被震碎了。”研究显示，30 分钟音乐治疗能让焦虑水平降低 40%，相当于做了套全身按摩。音乐具有强大的感染力和情绪调节作用，能够直接作用于人的大脑和神经系统，引发情感共鸣，缓解紧张和焦虑情绪。

不敢开口的老李通过捏陶土表达心情，他捏了个裂开的碗，治疗师理解这是他对家庭关系的感受。三个月后，他捏出完整的茶杯时说：“我现在敢和老婆好好说话了。”艺术创作的过程本身就是一种情绪释放和自我表达的方式。在绘画、雕塑、手工等艺术活动中，人们可以将内心的情感、想法和困扰通过具体的形象表现出来，从而达到宣泄情绪、减轻心理压力的目的。

需要特别说明的是，这和日常 KTV 唱歌、画画不同，就像自己贴膏药和理疗师推拿的区别，艺术治疗需要专业人员设计特定的活动。例如，随意涂鸦只是娱乐，而治疗师会让你用颜色表达“上周最难受的时刻”，再引导你覆盖上代表希望的色彩。专业的艺术治疗师会根据来访者的具体情况，设计个性化的艺术活动方案，引导来访者深入探索自己的内心世界，发现潜在的问题和资源，并通过艺术创作的过程实现心理的改变和成长。

健康加油站

情绪释放法

（1）准备旧报纸和胶带。

（2）把报纸撕成条再拼贴成任意形状。

（3）给作品起个名字（如“乱糟糟的周一”）。

不需要艺术天赋，重点是把烦躁情绪“撕出来”！

（赵久波　赵新宇）

19. 心理咨询是否只针对心理疾病患者

关键词

服务范围　心理亚健康　病耻感

心理咨询不是“患者专属”，而是全民心理健康的重要工具，如同体检不只为患者服务。

专家说

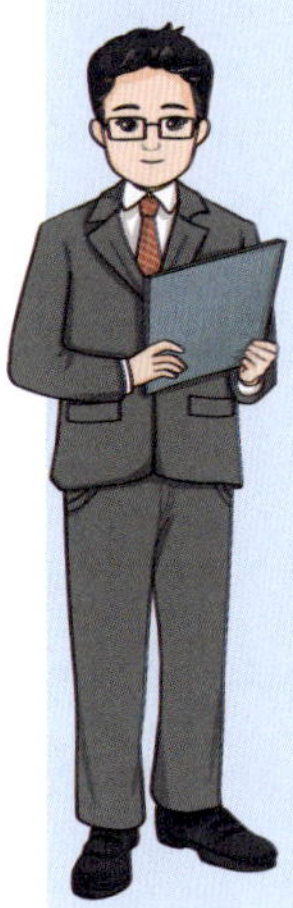

很多人误以为心理咨询是给“疯子”准备的，其实它更像是心理健身房。就像身体锻炼不只为治病，心理咨询也能帮普通人应对压力、改善关系。我国心理健康调查结果显示，约 60% 的成年人存在心理困扰但未达到疾病标准。就像定期体检能预防大病，心理咨询可帮助普通人应对压力、改善关系。例如，职场妈妈通过咨询学会平衡工作和家庭，大学生通过咨询缓解考试焦虑，这些都属于心理“亚健康”状态的调整，而非治疗疾病。

在现代社会的快节奏生活中，人们面临着各种各样的压力和挑战，容易出现情绪波动、人际关系紧张、工作效率下降等问题。这些问题虽然尚未达到心理疾病的程度，但已经对个人的生活质量和幸福感产生了影响。心理咨询可以帮助人们及时发现并解决这些潜在的心理问题，预防其进一步恶化。

许多人因“病耻感”拒绝咨询。有人觉得求助就是“承认自己有病”，其实这和感冒了买药一样正常。试试这样想：定期心理体检就像汽车保养，能预防大故障发生。心理咨询是一种积极的自我投资，可以帮助人们更好地了解自己，发挥自己的潜能，提高生活质量。无论是为了应对当前的心理困扰，还是为了提升自我心理素质，寻求心理咨询都是一种明智的选择。

健康术语

心理亚健康

心理亚健康是指持续存在焦虑、失眠等困扰，但未达到疾病诊断标准的状态，如同身体长期处于“易疲劳”的亚健康阶段。

（赵久波　赵新宇）

20. 心理咨询内容会被泄露吗

保密是心理咨询的底线，但极端情况例外。

专家说

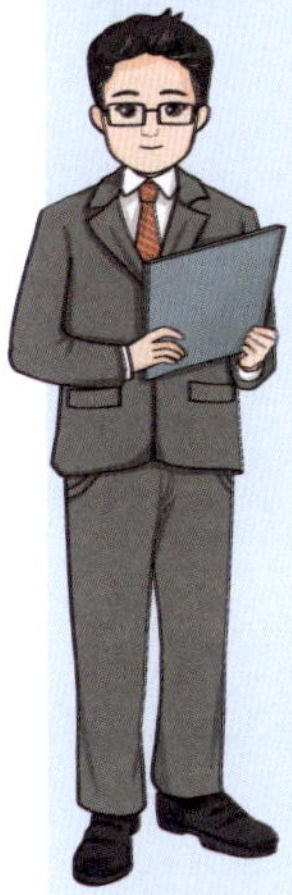

咨询师有义务像银行保护存款一样守护患者的隐私，但遇到以下两种情况需要打破保密原则。

（1）患者有伤害自己或他人的紧急风险（如自杀计划）。

（2）涉及法律规定的强制报告事项（如虐待儿童）。

首次咨询时记得问清保密范围，就像签租房合同要明确条款。

在心理咨询过程中，保密原则是建立信任关系的基础。咨询师会与来访者签订保密协议，明确保密的范围和例外情况。这种保密性不仅是一种职业伦理要求，也是法律规定，确保来访者能够在安全的环境中自由地表达自己的想法、感受和困扰，而不必担心个人信息被泄露。选择专业的心理咨询师 / 心理治疗师及机构，保密原则的落实会更有保障。

然而，保密原则并非绝对。在某些特殊情况下，咨询师可能需要打破保密原则，以保护来访者或他人的生命安全。例如，如果来访者明确表示有自杀的计划或意图，咨询师有责任采取必要的措施，如联系紧急救援服务或通知其家属，以防止悲剧的发生。同样，如果来访者报告了涉及儿童、老年人或弱势群体的虐待事件，咨询师也必须按照法律规定进行报告。

关键词

保密协议　法律例外　知情权利

健康加油站

在线咨询注意事项

（1）确认视频平台的专业性和加密功能，选择有“端到端加密”的平台（如部分医院的专用系统）。

（2）尽量避免在公共 WIFI 环境咨询；

（3）定期清理设备自动存储的使用记录。

（赵久波　赵新宇）

关键词：自助能力　客观局限　支持系统

21. 能否**自己解决**心理问题

轻度困扰可以自助，持续痛苦需要专业支持。

专家说

就像小伤口能自己处理，大出血必须去医院。自我调节如同处理小伤口，其适用情况包括：暂时性情绪波动、明确诱因的压力。有效方法有情绪日记（记录事件 - 想法 - 感受）、478 呼吸法（吸气 4 秒、屏息 7 秒、呼气 8 秒）、运动疗法（每周 3 次 30 分钟有氧运动）等。

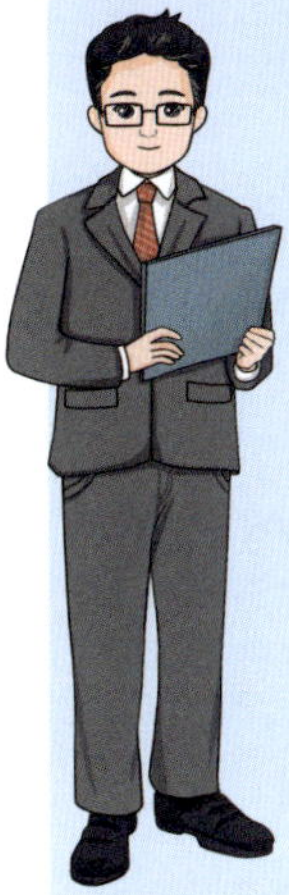

但当出现以下信号请立即求助：持续失眠超过 2 周，体重骤增 / 减 10%，影响工作 / 学习 2 周以上，出现身体症状（如心慌手抖），出现自伤念头。

有个巧妙的比喻：心理咨询师就像“情绪镜子”，能照出我们自己看不到的盲点。独自处理问题容易陷入“鬼打墙”——反复绕圈走不出去。

在面对心理问题时，个体的自助能力是重要的资源。对于一些轻度的心理困扰，如暂时的情绪波动、或由明确事件引发的压力，我们可以通过自我调节的方法来缓解。例如，记录情绪日记可以帮助个体更好地觉察和理解自己的情绪变化；478 呼吸法是一种简单而有效的放松技巧，能够帮助我们在紧张或焦虑时迅速平静下来；规律的有氧运动不仅能够改善身体健康，还能促进内啡肽的分泌，提升情绪状态。

然而，当心理问题较为严重或持续时间较长时，自我调节可能不足以解决问题。例如，如果一个人出现持续失眠、体重显著变化、影响工作或学习效率，或者出现自伤的念头，这些都可能是心理问题较为严重的信号，此时寻求专业心理咨询师的帮助是非常必要的。

心理咨询师在帮助来访者解决心理问题时，能够提供独特的视角和专业的指导。他们就像一面“情绪镜子”，能够反映出来访者自己难以察觉的心理模式和行为习惯。通过咨询，来访者可以更深入地了解自己，发现潜在的问题根源，并学习到有效的应对策略。

健康术语

情绪盲区

情绪盲区是指个体难以自我觉察的心理模式，如同看不到自己的后脑勺。

（赵久波　赵新宇）

四

寻医问药，专业治疗

22. 精神类药物会成瘾吗

关键词

精神类药物 药物依赖

最常见的精神类药物有四大类：抗精神病药物、情感稳定剂、抗抑郁药物、抗焦虑药物。这些药物的作用机制各不相同，大多数药物并不会通过刺激大脑里的“快乐中枢”让人感到极度的快感，因此不会导致成瘾。有些药物在突然停用时可能会引起一些不适，但这是正常的“停药反应”，并非成瘾的迹象。

专家说

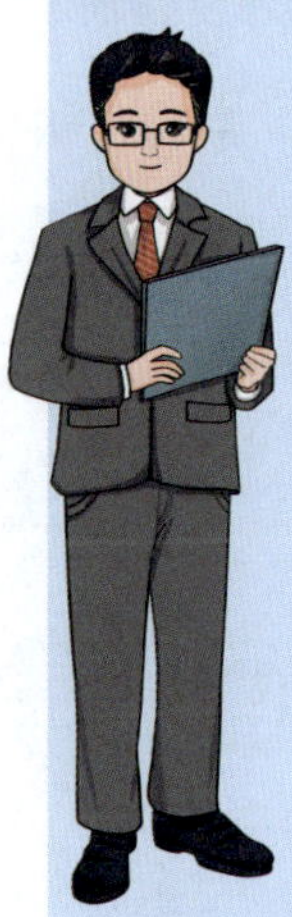

（1）药物依赖：也称“药物成瘾”，涉及心理依赖和躯体依赖两个方面。心理依赖是指个体对药物的心理渴求，而躯体依赖则指由于长期服用药物，中枢神经系统发生生化或生理变化，需要药物持续存在，以避免身体上极度不适感的出现。例如，苯二氮䓬类药物长期使用可能导致成瘾，如果突然减少剂量或停用，可能出现戒断症状的各种不适感，如失眠和焦虑等。因此，这类药物需要在医生的指导下规范使用。

（2）长期用药与药物依赖的区别：长期用药是为了防止精神障碍的复发，是正常治疗的需要，而药物依赖则是患者对药物产生了心理和躯体上的依赖。有时，患者和家属可能会误以为“一旦开始服用精神类药物，就无法停止”，这实际上是由于精神障碍具有慢性和反复发作的特性，需要持续用药来控制病情，而非药物本身的依赖性。

综上所述，除了某些特定的抗焦虑或镇静催眠药物外，大多数精神类药物在正确使用的情况下不会导致成瘾。患者应在医生的指导下使用，并严格遵守医嘱，以确保治疗的安全性和有效性。

健康加油站

长期服药不等于药物成瘾，多数精神类药物不会成瘾。只有部分抗焦虑药物和镇静催眠药，如抗焦虑药中的苯二氮䓬类药物（安定等）可能具有一定的成瘾性，但这种情况通常只在长期或大剂量使用时发生。只要在医生指导下小剂量、短期使用，几乎不会成瘾。

（李铃铃　童永胜）

关键词

抑郁症治疗　治疗原则　治疗目标

23. 抗抑郁药物治疗需要多长时间

“抑郁症能治好吗？”这是很多饱受抑郁之苦的患者共同的疑问。抑郁症反复发作，治疗难度逐步增大，甚至有慢性化趋势。其中有多方面缘由，常见的原因是治疗不规范，包括随意增减药物剂量，或是治疗不充分、不系统。

专家说

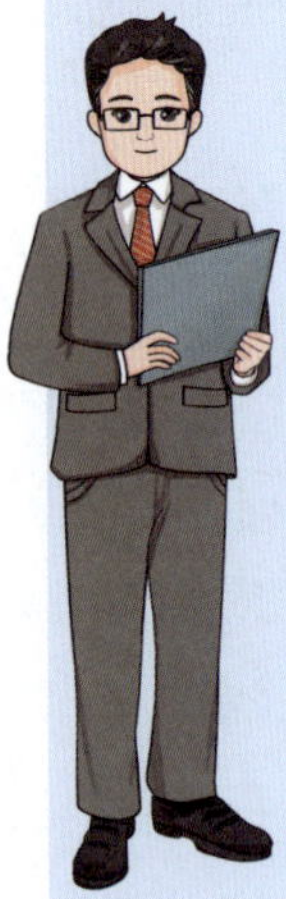

抑郁症具有高复发性，有研究表明，抑郁症的复发率高达 50%~85%，其中 50% 的患者在疾病发生后的 2 年内复发。为改善其高复发性的特点，目前国际上对于抑郁症的治疗倡导采用全病程治疗方式。全病程治疗分为三个阶段。

第一阶段为急性期治疗，经历 8~12 周的治疗周期，此时患者会感受到情绪水平逐渐恢复到病前，有些患者形容为“完全好了”，其社会功能和生活质量也逐渐恢复到病前水平。在这个阶段终末期，患者最容易自行停药、减药并且在短期内复发。很多经历过病情复发的患者深知，只有急性期的治疗是远远不够的。所以，在急性期治疗结束后，要继续巩固治疗成果。第二阶段为巩固期治疗治疗周期是 4~9 个月。在这个阶段，患者的病情会出现波动或短暂恢复到疾病水平，所以，本阶段的治疗原则是继续使用急性期治疗有效的药物，不随意更改药物治疗方案，按照原药物、原剂量持续治疗。随着治疗的推进，患者病情逐渐平稳，但仍需持续服用药物。第三阶段为维持期治疗，主要预防疾病复发，提高生活质量，实现真正意义上的痊愈。维持期治疗时间与发病次数紧密关联，一般来说，初次发病维持期的治疗时间为 1~2 年，复发需要维持治疗 3~5 年，对于抑郁多次复发且有明显残留症状的患者主张长期服药。

健康加油站

抑郁症的治疗目标

（1）提高临床治愈率，最大限度减少病残率和自杀率，降低复发风险。

（2）提高生活质量，恢复社会功能，达到稳定和真正意义上的痊愈，而不仅是症状消失。

（3）预防复发。抗抑郁药物治疗虽非病因治疗，却可以减少复发风险，尤其对既往有发作史、家族史、女性、产后、伴慢性躯体疾病、缺乏社会支持和物质依赖等高危人群的治疗有显著效果。

（李玉龙　童永胜）

关键词

药物治疗　副作用

24. 精神类药物有哪些副作用

精神类药物的不良反应涉及神经系统、消化系统、内分泌系统、心血管系统等多方面，正确理解服药治疗的获益与风险对疾病恢复至关重要。

专家说

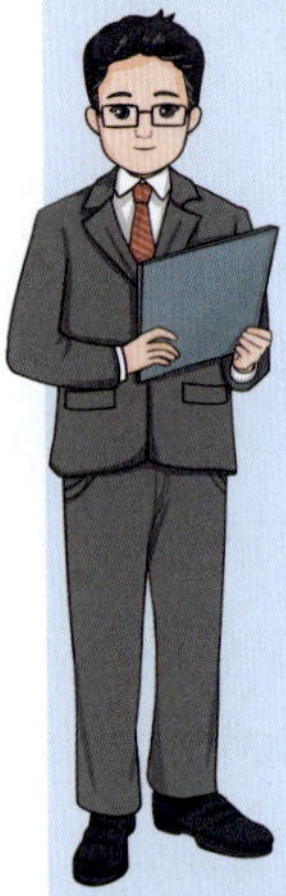

精神类药物的常见副作用包括以下几方面。

（1）神经系统：常见的不良反应包括急性肌张力障碍、静坐不能、类帕金森病等。

- 急性肌张力障碍：通常出现在用药初期药物剂量加得太快，表现为患者不能自控地“翻白眼”、脖子不由自主扭向一侧等症状，可通过使用一些对抗这种不良反应的抗胆碱能药物或适当减少治疗药物剂量来缓解症状。

- 静坐不能：患者主观感受到坐立不安，必须来回走动以缓解这种不舒服的感觉。

- 类帕金森病：患者出现双手细微震颤、四肢僵硬等表现，可以通过适当减少治疗药物剂量或使用对抗这种不良反应的药物来缓解。

（2）消化系统：患者可能出现恶心、口干、便秘等不适，通过一段时间的药物耐受、药物调整或增加通便药物可得到缓解。部分药物还可能导致肝功能异常，如转氨酶升高，多为一过性表现，轻者不必停药，或合并护肝治疗。

（3）内分泌系统：体重增加、血糖血脂异常较为常见，需定期监测并督促患者增加运动，控制饮食。此外，抗精神病药物还可能导致女性月经不规律或乳头有少量乳汁渗出，此时可考虑换其他精神类药物或适当使用对抗这种不良反应的药物。

（4）心血管系统：患者出现心电图异常、心动过速等。当出现心慌、胸闷、胸痛等不适感时，应及时去医院复查心电图，医生会根据情况调整药物或针对不适感进行处理。

此外，还有嗜睡、乏力、皮疹、白细胞减少等其他副作用。这些反应通常为一过性或通过药物耐受可缓解，必要时对症处理也可逆转。

健康术语

药物副作用

药物副作用通常也被称作药物不良反应，是指在正常用法用量下，伴随药物主要治疗作用而出现的、与用药目的无关的不良反应。遵医嘱合理用药并密切监测相关指标，可以最大限度降低风险并保障患者的用药安全。

（李潞玮　童永胜）

25. 可以自己买药治疗心理问题吗

关键词

精神类药物　处方管理　药物安全性

精神类药物因其特殊性，属于处方药范畴，必须在专业医生的指导下购买和使用。例如，苯二氮䓬类药物作为国家管制的第二类精神药品，其流通和使用都受到严格监管。这些药物被视为受控物品，只有在合法医生的处方和监督下，才能被合法地购买和使用。

专家说

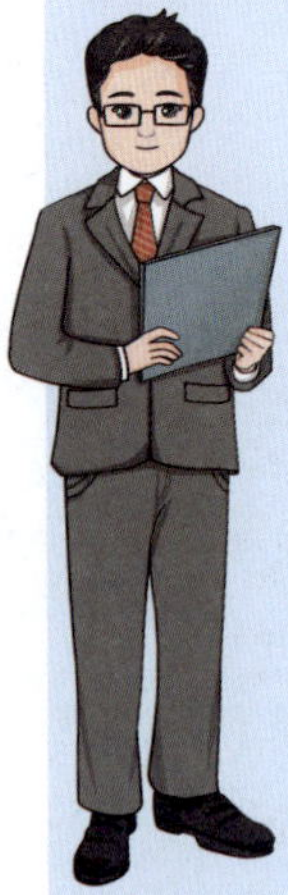

精神类药物使用原则

精神类药物使用应遵循合理用药原则，包括药物的选择、剂量控制和用药时长等方面。由于不同患者的病情严重程度、身体素质等方面存在差异，需要根据个人情况选择合适的药物进行治疗。药物剂量需根据个体差异调整，自行用药可能导致剂量不当，影响治疗效果或增加风险。此外，精神类药物治疗是一个持续的过程，不应随意停药或减量。药物治疗通常需要数周至数月才能达到最佳疗效，之后还需继续治疗一段时间，以巩固疗效并减少复发风险。

精神类药物安全性

精神类药物往往伴随特定的副作用，对某些患者可能产生较为严重的影响。因此，需要密切监测药物的不良反应，并及时调整治疗方案。特别需要关注心血管系统、血液系统、呼吸系统、肝肾功能受损的患者，以及有癫痫发作史的患者。此外，由于精神疾病患者可能需要长期服用多种药物，药物间的相互作用不容忽视。某些药物之间可能产生化学反应或抑制作用，导致药效降低或增加不良反应发生风险。如果正在服用其他药物，自行购买的精神类药物可能与现有药物产生相互作用，引发不良后果。

因此，自行购买并使用精神类药物不仅违反法律法规，还可能因用药不当对健康造成严重损害。正确的做法是，在专业医生的指导下，根据个人的具体病情和需求，合理使用精神类药物。

健康加油站

精神心理问题需要由专业医生诊断和治疗。精神类药物属于国家特殊管理的药品，需要在医生指导下使用。另外，使用精神类药物难免会出现一些药物副作用，需要经过医生评估，根据患者不同疾病类型以及不同身体条件选用适合不同个体的药物，以保证药物的有效性和安全性。

（李铃铃　童永胜）

关键词

精神类药物　自行停药

26. 精神类药物可以自行停药吗

服用精神类药物可以自行停药吗？答案是否定的。多数精神心理疾病具有病情严重、对社会功能影响大、患病后生活质量下降等特点。解决以上问题较为简便易行的治疗方式是系统、全程、规律的药物治疗。很多患者由于不了解精神科治疗的原则而自行减药和停药，导致病情波动，或趋于平稳的疾病复发或复燃。重性精神疾病患者可能出现精神病性症状再发，甚至做出冲动、攻击、自伤、自杀行为，给患者本人及家庭、社会带来伤害。此外，一些药物在使用过程中突然骤减或骤停，患者会出现停药反应等不良反应，严重时甚至危及生命。所以，要在医生的指导下逐渐减少或减停，切记不可自行停药。

专家说

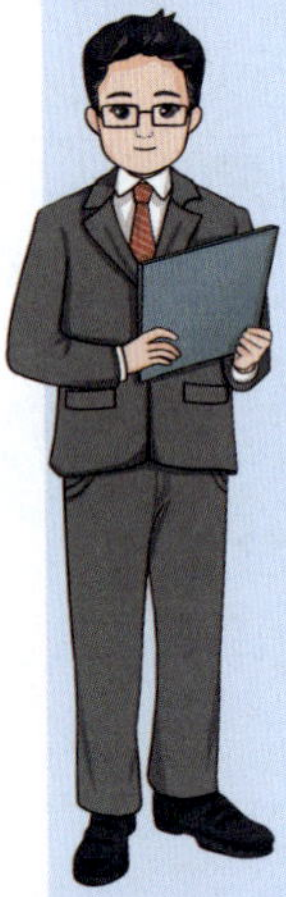

精神类药物停药反应的临床表现如下。

- 平衡失调：头晕、头痛、步态不稳、眩晕等。
- 胃肠道症状：恶心、呕吐等。
- 感觉异常：如触电感等不适体验。
- 流感样症状：疲劳、嗜睡、肌肉疼痛。
- 睡眠障碍：失眠、多梦等。

以下情况会导致停药反应出现。

（1）服用药物剂量相对大、服药时间长的患者突然停药，出现停药反应的概率大。

（2）青少年群体出现停药反应的比例大。

（3）在药物的种类方面：没有活性产物的药物较有活性产物的药物出现停药反应的概率更大。

（4）突然停药的患者出现停药反应的概率更大。

（5）停药反应还受患者心理及身体因素影响。

健康术语

停药反应

停药反应是一种可预见的发作，包括服药期间患者出现没有主诉过的精神和身体症状，这些症状并不是原有疾病的复发，也不同于乙醇及巴比妥类药物经典的戒断反应，其并无依赖性，且大多数会在一定时间内缓解。

（李玉龙　童永胜）

27. 物理治疗的原理是什么

关键词：物理治疗 电流 磁场

精神科物理治疗项目有很多，原理主要是利用电流、磁场等手段，调节大脑的神经电活动，以较为快速且效果显著的方式治疗精神障碍。

专家说

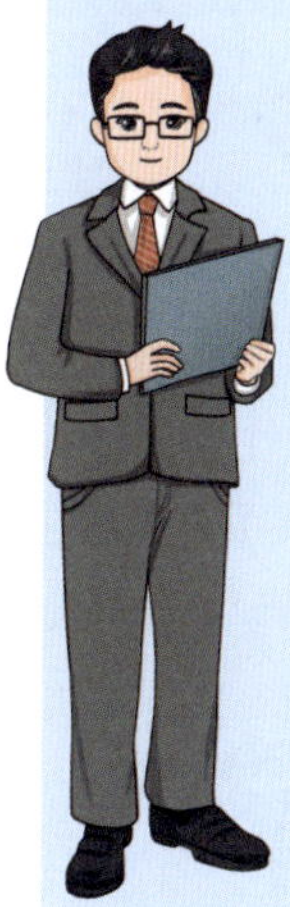

精神科常用物理治疗

（1）改良电休克治疗（modified electroconvulsive therapy，MECT）：是精神科常用的物理治疗方法，其原理是使用小量电流刺激患者大脑，诱发患者全面性“癫痫发作”，使大脑皮层广泛放电，从而促进脑细胞产生一系列改变，迅速改善严重的精神疾病症状。

（2）重复经颅磁刺激治疗（repetitive transcranial magnetic stimulation，rTMS）：基于电磁感应和电磁转换原理，利用线圈通电后产生的感应磁场，透过颅骨作用于大脑皮质，激活或抑制大脑特定区域的神经元，从而改善患者的情绪及认知功能，治疗精神病性症状。

（3）脑深部刺激术（deep brain stimulation，DBS）：又称脑深部电刺激术、脑起搏器治疗术，是一种神经外科手术方式。通过在大脑特定区域植入刺激电极，发放电脉冲来改变异常的神经活动，刺激的强度、频率等参数可以由脑外的刺激器控制和调整。

（4）经颅直流电刺激（transcranial direct current stimulation，tDCS）：利用低强度直流电调节大脑皮质神经元活动的神经调控技术。经颅直流电刺激利用阴阳电极，将电极置于大脑表面后，刺激器输出微弱直流电，电流从阳极到阴极，形成一个环路，部分电流穿过颅骨作用于大脑皮层，调节大脑皮质神经细胞活动，具有改变大脑皮质兴奋性的作用。

（雷　畅　童永胜）

28. 哪些精神疾病适合进行**物理治疗**

随着精神科治疗技术的发展，物理治疗逐渐被更多的人了解。物理治疗和药物治疗相结合逐渐成为临床常用的治疗方式。

专家说

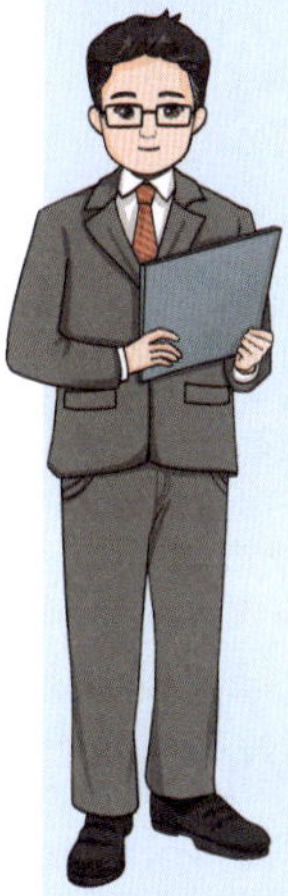

常见物理治疗的适应证

（1）改良电休克治疗（MECT）：该技术应用广泛，主要适用于难治性病例，以及不能配合药物治疗、不耐受药物不良反应的患者，或需要快速控制病情的患者。例如，药物治疗无效的重度抑郁症患者；有严重自杀风险患者；极度兴奋、躁动，不配合治疗，冲动伤人风险大的患者。

（2）重复经颅磁刺激治疗（rTMS）：治疗通过磁场影响大脑神经活动，适用于多种神经精神疾病，包括抑郁障碍、焦虑障碍、睡眠障碍、精神分裂症、双相情感障碍、物质依赖、认知障碍。

（3）脑深部刺激术（DBS）：最先应用于治疗慢性疼痛。随着科学技术的不断发展，DBS 被美国食品药品监督管理局批准用于治疗特发性震颤、帕金森病、原发性肌张力障碍和难治性强迫症。目前在我国，DBS 技术也逐渐被尝试应用于难治性抑郁症、强迫症等精神疾病的治疗。

（4）经颅直流电刺激（tDCS）：可以改善抑郁情绪、认知和执行功能，临床适应证相对广泛，包括抑郁障碍、精神分裂症、物质使用所致障碍、强迫症等疾病。

（雷　畅　童永胜）

29. 改良电休克治疗会把人“电傻”吗

关键词

改良电休克治疗　副作用

改良电休克治疗是当前国内外精神医学领域广泛采用的一种关键治疗手段。通过全身静脉麻醉、使用肌肉松弛药物以及提供氧气，确保患者处于深度睡眠及肌肉完全放松的状态，对其大脑施加短暂的脉冲电流刺激。这一刺激能够诱发大脑皮层广泛的脑电活动，促使大脑神经细胞经历一系列生理与生物化学变化，旨在恢复大脑的正常功能，从而有效控制精神症状。

专家说

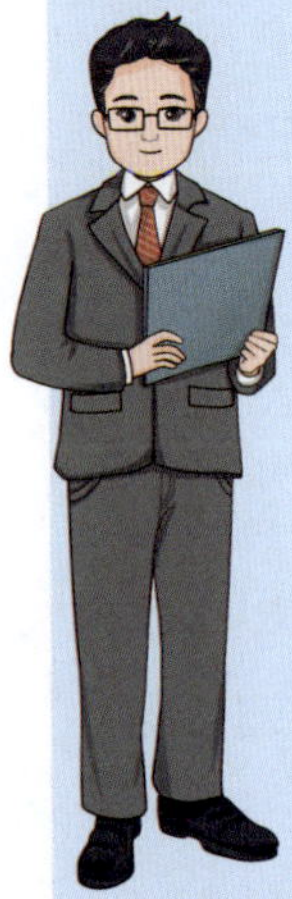

改良电休克治疗会把人“电傻”的说法是不正确的。在治疗过程中确实会出现短期不良反应，包括头痛、恶心、呕吐、轻度焦虑，个别患者治疗后还会出现短时间的轻度发热。上述不适一般均可自行缓解或通过对症处理得到改善。

患者及家属所担心的变“傻”问题，其实指的是认知功能损害。改良电休克治疗后 3 天内会出现反应迟钝、记忆力下降等表现，患者可能会觉得自己忘性大，对部分治疗前经历回忆不清。但根据个体差异，改良电休克治疗相关的认知障碍多数在停止治疗数周内就能恢复，并非不可逆的损害。

我们需要认识到，精神疾病本身就会对个体造成不同程度的认知功能损害，疾病的长期存续更是一种慢性损伤，这比治疗的副作用造成的危害更大。改良电休克治疗是治疗精神疾病的有效方法，其所造成的不良反应是短期的、可恢复的，疾病的康复才是我们的终极目标。

健康加油站

《改良电休克治疗专家共识（2019 版）》中明确提到，改良电休克治疗无绝对禁忌证，具有安全性好、耐受性高、不良反应小的特点。不仅如此，就疗效而言，其有效率大于 80%，对具有抑郁情绪者的有效率则更高。即使是那些药物治疗效果不好的患者，接受改良电休克治疗的有效率也可达到 50%~60%。

（李潞玮　童永胜）

相约健康百科丛书

人物关系介绍

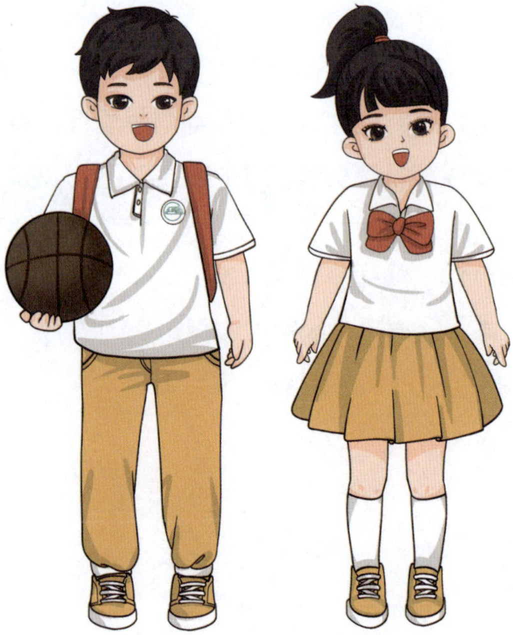

健健　　康康

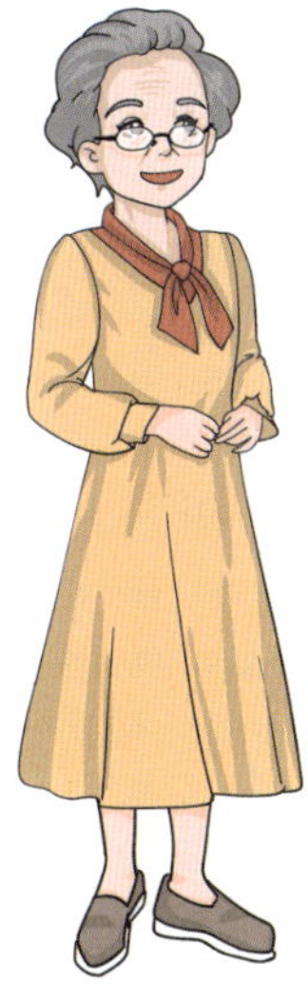

奶奶

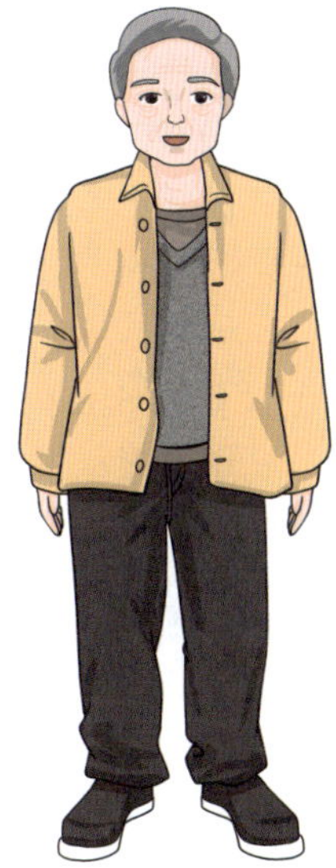

爷爷

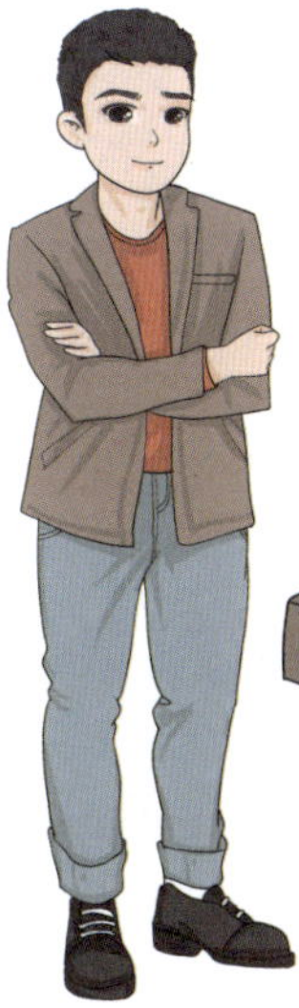

爸爸

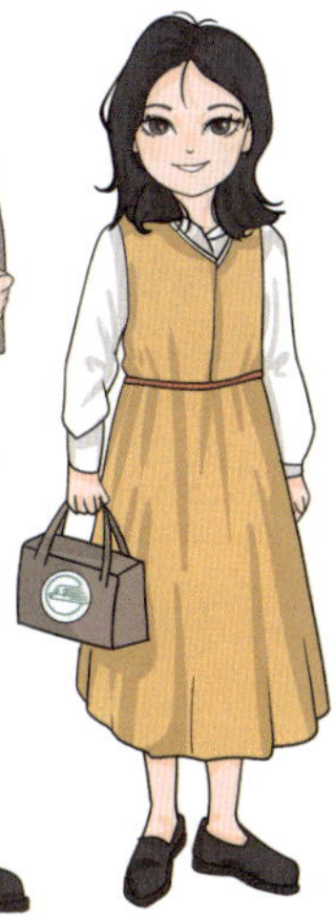

妈妈

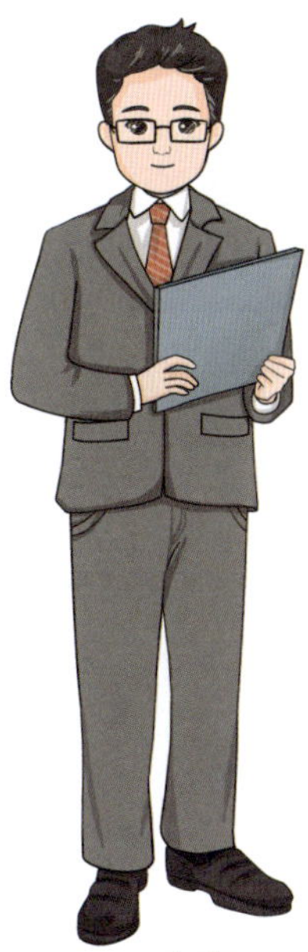

专家

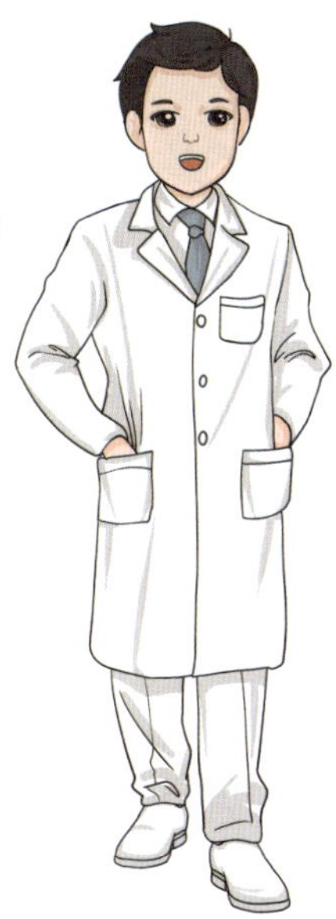

男医生

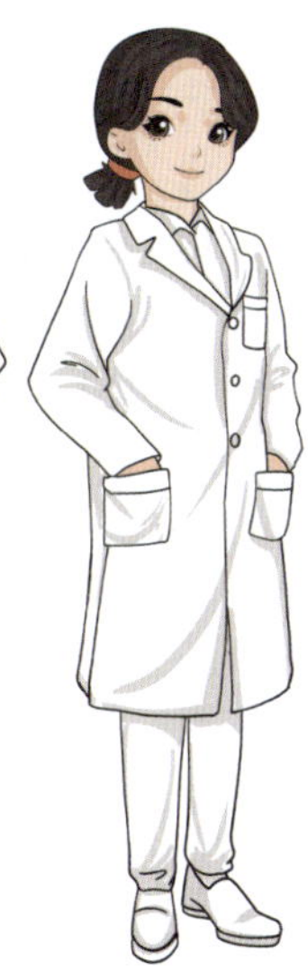

女医生

图书在版编目（CIP）数据

理解关爱成年 / 王刚主编. -- 北京 ：人民卫生出版社，2025. 10. --（相约健康百科丛书）. -- ISBN 978-7-117-38445-2

Ⅰ. R161. 1

中国国家版本馆 CIP 数据核字第 2025YT0469 号

人卫智网	www.ipmph.com	医学教育、学术、考试、健康，购书智慧智能综合服务平台
人卫官网	www.pmph.com	人卫官方资讯发布平台

相约健康百科丛书
理解关爱成年
Xiangyue Jiankang Baike Congshu
Lijie Guan'ai Chengnian

主　　编：王　刚
出版发行：人民卫生出版社（中继线 010-59780011）
地　　址：北京市朝阳区潘家园南里 19 号
邮　　编：100021
E - mail：pmph @ pmph.com
购书热线：010-59787592　010-59787584　010-65264830
印　　刷：天津市光明印务有限公司
经　　销：新华书店
开　　本：710 × 1000　1/16　　印张：22
字　　数：285 千字
版　　次：2025 年 10 月第 1 版
印　　次：2025 年 10 月第 1 次印刷
标准书号：ISBN 978-7-117-38445-2
定　　价：72.00 元
打击盗版举报电话：010-59787491　E-mail：WQ @ pmph.com
质量问题联系电话：010-59787234　E-mail：zhiliang @ pmph.com
数字融合服务电话：4001118166　E-mail：zengzhi @ pmph.com